RECHERCHES EXPÉRIMENTALES SUR LE DORMIOL

ET PARTICULIÈREMENT SUR SON ACTION CARDIOVASCULAIRE

IMPRIMERIE W. KÜNDIG & FILS

TRAVAIL FAIT AU LABORATOIRE DE THÉRAPEUTIQUE EXPÉRIMENTALE
DE L'UNIVERSITÉ DE GENÈVE

RECHERCHES EXPÉRIMENTALES

SUR LE

DORMIOL

ET PARTICULIÈREMENT

SUR SON ACTION CARDIOVASCULAIRE

THÈSE

PRÉSENTÉE A LA FACULTÉ DE MÉDECINE DE L'UNIVERSITÉ DE GENÈVE
POUR OBTENIR LE GRADE DE DOCTEUR EN MÉDECINE

par

Georges NUTRITZIANO

GENÈVE
HENRY KÜNDIG, LIBRAIRE-ÉDITEUR
11, Corraterie

1902

THÈSE N° 14

A mon cher maitre

M. le professeur Dr A. Mayor

hommage respectueux.

RECHERCHES EXPÉRIMENTALES SUR LE DORMIOL

ET PARTICULIÈREMENT

SUR SON ACTION CARDIOVASCULAIRE

PREMIÈRE PARTIE

RÉSUMÉ DES RECHERCHES ANTÉRIEURES

CHAPITRE I

Qualités physiques et chimiques du Dormiol.

Nombreux sont déjà les corps préconisés pour remplacer l'hydrate de chloral, dont ils posséderaient, d'après leurs promoteurs, les avantages sans en avoir les inconvénients. Du nombre de ces succédanés est le corps résultant de la combinaison du chloral avec l'hydrate d'amylène. Sa découverte est due à G. Fuchs (1898).

L'idée d'obtenir un bon hypnotique par la combinaison d'un corps relativement peu toxique, mais aussi de faibles propriétés dormitives, avec un hypnotique puissant comme le chloral, mais présentant des inconvénients de nature à en restreindre l'emploi, n'a rien d'illogique ; et Fuchs pensa, que la combinaison du

Chloral avec l'hydrate d'amylène pouvait produire l'hypnotique désiré. Comme il l'indique dans son travail[1], l'hydrate d'amylène peut, en qualité d'alcool amylique tertiaire, donner naissance avec le chloral, soit à un alcoolat, soit à un acétal. La réaction *in vitro* est accompagnée d'un fort dégagement de chaleur et les analyses élémentaires ainsi que ses expériences ont démontré à l'auteur, qu'une molécule de chloral se combinait avec une molécule d'hydrate d'amylène, d'après la formule suivante :

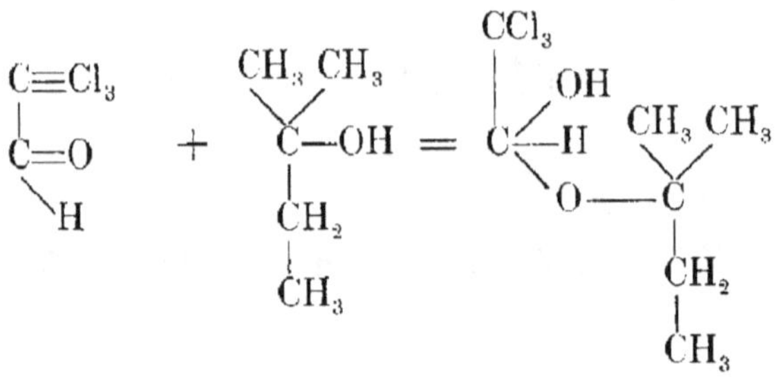

$$
\begin{array}{c}
CCl_3 \\
| \\
C=O \\
\diagdown H
\end{array}
\quad + \quad
\begin{array}{c}
CH_3\ CH_3 \\
\diagdown / \\
C-OH \\
| \\
CH_2 \\
| \\
CH_3
\end{array}
\quad = \quad
\begin{array}{c}
CCl_3 \\
| \quad OH \\
C\diagdown H \quad CH_3\ CH_3 \\
\diagdown O-C \\
| \\
CH_2 \\
| \\
CH_3
\end{array}
$$

Le corps résultant de cette réaction est le dimethylethylcarbinolchloral ou amylenchloral (*sive* **dormiol** Fuchs).

Cette substance résulte d'une véritable combinaison et ne représente point un simple mélange des deux corps hypnotiques. A l'appui de cette opinion Fuchs invoque l'observation physiologique : il aurait pu se convaincre, qu'un mélange de chloral et d'hydrate d'amylène ne produit pas, au point de vue physiologique, le même effet qu'une quantité correspondante de dormiol ; observation qui, si elle était exacte, viendrait infirmer l'opinion de Fränkel, qui admet, qu'en thèse générale le corps résultant de la combinaison chimique de deux substances ayant une action analogue, a la même action, que le mélange de ces deux substances[2].

---

[1] G. Fuchs. *Zeitschrift für angewandte Chemie*, 1899, Heft 49.
[2] Fränkel. *Arzneimittelsynthese*, 1901.

Le dimethylethylcarbinolchloral est le premier produit dans lequel un alcool tertiaire donne lieu à une combinaison constituée d'après le type de l'éther; il présente donc, sous le rapport de sa composition chimique, un certain intérêt (Fuchs).

A l'analyse on trouve :

Calculé :	Trouvé :
C 35,67 %	35,94 %
H 5,52	5,73
Cl 45,22	45,32

Le dormiol est un liquide transparent, incolore, jaunissant avec le temps, d'apparence huileuse, d'odeur rappelant le menthol et le camphre. Dans la bouche il détermine, en même temps qu'une impression de brûlure une sensation semblable à celle, que produit le menthol.

Son poids spécifique est de 1, 24 à 15°.

Il se solidifie à 4°,6 C. et à la pression normale il entre en ébullition en se décomposant.

Il se mélange en toutes proportions avec l'alcool, l'éther, le chloroforme, le benzol, l'acétone, les huiles grasses et éthérées.

Le dormiol est soluble dans l'eau[1]. Sa façon de se comporter vis-à-vis de cet agent présente certaines particularités, qui ont été étudiées avec soin par Fuchs[2] et méritent de nous arrêter un instant. Lorsqu'on agite le dormiol pur avec de l'eau, il se forme d'abord une émulsion passagère, mais bientôt les deux liquides se séparent et se superposent suivant leur poids spécifique.

Si, au contraire, on laisse pendant un certain temps le dormiol recouvert par une quantité égale d'eau, puis que l'on agite, il se forme d'abord une émulsion fine et bientôt une solution claire. Nous avons nous-mêmes constaté cette particularité,

---

[1] Nous ne citerons qu'en passant l'opinion de Fränkel (Arzneimittel-synthese, pag. 334), qui prétend, que le Dormiol n'est pas soluble dans l'eau. Opinion erronée, que l'auteur contredit lui-même plus loin.

[2] G. Fuchs. Loc. cit.

lorsque nous nous servions de la substance pure, telle qu'on la trouvait dans le commerce primitivement.

Si à cette solution on ajoute quatre à cinq fois son volume d'eau, le dormiol se sépare de nouveau, sans altération, d'après Fuchs, qui a analysé ce produit après dessication prolongée (plusieurs jours) sur du sulfate de cuivre calciné.

Actuellement la maison livre le dormiol en solution avec parties égales d'eau. Il est facile de préparer toutes les dilutions voulues, en ajoutant l'eau par petites quantités et en agitant le mélange.

On peut se demander, on le conçoit, si, au lieu d'une dissolution, on n'a pas affaire à une dissociation avec addition d'une molécule d'eau ; ce qui pourrait s'exprimer par la formule suivante :

$$
\begin{array}{ccc}
\underset{\displaystyle \underset{\displaystyle \underset{\displaystyle CH_3}{|}}{CH_2}}{\overset{\displaystyle CCl_3}{\underset{|}{\overset{|}{C}\Big\langle\!\!\begin{array}{c}OH\\H\\O\end{array}}}}\!\!\underset{CH_3}{\overset{CH_3\;CH_3}{C}}
& + \; H_2O = C\Big\langle\!\!\begin{array}{c}OH\\H\\OH\end{array} &
+ \; \underset{\displaystyle \underset{\displaystyle CH_3}{\underset{|}{CH_2}}}{\overset{CH_3\;CH_3}{C-OH}}
\end{array}
$$

Des arguments que Fuchs invoque pour écarter cette hypothèse, on peut retenir surtout le fait que, comme nous venons de le dire, lorsqu'on ajoute 4 ou 5 fois son volume d'eau à la solution concentrée, l'amylenchloral se sépare sans altération.

Comme réactions propres au dormiol, le même auteur indique celles, que l'on observe avec l'acide sulfurique concentré et avec le permanganate de potassium.

En agitant séparément 10 cm. c. de dormiol, de chloral, de dimethylethyl carbinol et de triméthylethylène avec 10 cm. c. d'acide sulfurique concentré, dans les quatre cas le mélange se sépare en deux couches. Pour le dormiol les deux couches sont rouge foncé à brun rouge, tandis que pour le chloral les deux couches restent incolores mais se troublent avec le temps ; pour le dimethylethyl carbinol et le triméthylethylène les deux couches supérieures restent incolores, tandis que la couche inférieure est jaune pour le premier et rouge pour le second.

Vis-à-vis du permanganate de potassium le dormiol se comporte d'une façon caractéristique et présente aussi quelques particularités à noter. En solution aqueuse il possède la propriété de réduire le permanganate. Cette réaction lui est commune avec le chloral et l'amylène, mais permet par contre de le différencier de l'hydrate de chloral et de l'hydrate d'amylène qui, eux, laissent inaltérée la solution violette de permanganate de potassium.

Les solutions aqueuses concentrées de dormiol se conservent indéfiniment (Fuchs) et nous croyons pouvoir affirmer, que les solutions plus étendues se conservent également fort longtemps. Nous n'avons pas constaté de différence entre l'activité des solutions à 1 %, à 10 %, à 12 % etc. datant de plusieurs mois, mais conservées à l'abri de la lumière et de la chaleur et les solutions fraîchement préparées.

Comme nous l'avons déjà dit, chauffé, le dormiol se décompose, donc, il ne faut pas élever la température des solutions de dormiol.

CHAPITRE II

Pharmacodynamie du dormiol.

L'étude expérimentale du dormiol n'était pas très complète, au moment (1900) où nous avons entrepris des recherches pharmaco-dynamiques sur ce nouveau médicament. Les premières expériences en date sont celles de Fuchs, faites en collaboration avec E. Koch [1]. L'année suivante Meltzer-Colditz a publié avec

des considérations d'ordre clinique, le résultat de ses expériences sur les animaux. Depuis, un certain nombre de publications
ont vu le jour, entre autres le travail de Wederhake[2] (cité par
Meltzer) et que nous n'avons malheureusement pas pu nous pro-
curer; celui de Baroch[3]; enfin une nouvelle publication de
Meltzer, qui sont les dernières en date.

Pour l'introduction du médicament les auteurs ont employé
la voie gastrique ou bien l'injection hypodermique. Lorsque le
dormiol est introduit par voie stomacale l'effet hypnotique se
montre plus ou moins rapidement suivant que le médicament
est enfermé dans des capsules de gélatine (Fuchs et Koch, expériences sur les chiens) ou bien introduit à l'aide d'une sonde
dans l'estomac (Fuchs et Koch, expériences sur les lapins). Dans
le premier cas le sommeil ne se manifeste qu'après 40-50 minutes, tandis qu'il ne faut que 15-20 minutes si l'on emploie la
sonde. Les solutions concentrées et, a fortiori, le dormiol pur,
sont irritants pour les voies digestives.

L'injection hypodermique n'est pas sans présenter des inconvénients. Tous les auteurs ont constaté avec la substance pure
ou avec les solutions concentrées, des phénomènes d'irritation
locale pouvant aller jusqu'à la nécrose (Fuchs et Koch, Meltzer,
Wederhake, Baroch). Il en résulte entre autres comme consé-
quence une absorption incomplète ou nulle.

Les résultats obtenus peuvent être résumés de la façon suivante :

§ 1. Toxicité.

En règle générale, plus les animaux sont petits moins ils supportent le dormiol (Meltzer, Munch). Les animaux en inanition
paraissent également plus sensibles à son action (Baroch). Des

---

[1] Dr Fuchs et Dr E. Koch. *Münchener med. Wochenschrift*, 1898, n° 37.
[2] Wederhake (Professeur Pelmann). *Inaug. Dissert.*, 1900.
[3] Baroch (Candid. méd.). *Allgem. med. Centralzeitung*, 1902, n° 3.

animaux de même poids supportent environ 24 $\%$ de chloral
de plus, lorsque ce corps fait partie de la molécule de dormiol,
que lorsqu'il est introduit sous forme d'hydrate de chloral
(Fuchs et Koch, Meltzer).

Pour expliquer ce phénomène, Fuchs émet l'hypothèse d'une
scission lente et graduelle, molécule par molécule, après absorption, et une fois la substance arrivée dans le milieu sanguin al-
calin; cependant Dehio, se basant sur l'observation clinique,
arrive à une conclusion diamétralement opposée à l'hypothèse
de scission, que nous venons de citer; cet observateur a vu des
conjonctivités produites par l'usage prolongé de l'hydrate de
chloral, cesser et guérir, quand il a remplacé l'hydrate de chloral par le dormiol; d'où il conclut, que ce dernier agit sans se
décomposer. Cet argument n'est pas à l'abri de toute objection.
En effet, même en admettant l'hypothèse de Fuchs, l'explica-
tion des faits observés par Dehio pourrait se trouver dans cette
circonstance, que la quantité de chloral mise en liberté par le
dédoublement du dormiol et lancée dans la circulation, serait
en tous temps inférieure à celle qui s'y trouverait dans le cas
où l'hypnotique serait employé sous forme d'hydrate de chloral.

La toxicité moindre du dormiol n'est pas admise par Fränkel,
qui considère cette toxicité comme égale à celle de l'hydrate de
chloral, opinion qui se rapproche de celle primitivement émise
par Meltzer; ce dernier auteur admettait toutefois, que les phénomènes d'intoxication par le dormiol arrivant plus lentement,
une intervention thérapeutique aurait plus de chance de réus-
site.

§ 2. Effets hypnotiques.

D'une façon générale, les très faibles doses produisent un
état d'excitation comparable à l'excitation initiale du chloroforme et du chloral (Baroch); si la dose est suffisante (1 gr. en
injection sous-cutanée) à cette période d'excitation succède la

sédation; le sommeil arrive lentement, graduellement, et n'est interrompu que passagèrement par les manifestations d'un état modéré d'agitation; au réveil, l'animal paraît normal. Fuchs et Koch, Meltzer, prétendent, que dans des conditions identiques d'expérimentation et avec des doses équivalentes, l'hydrate de chloral produit plus d'inquiétude, plus d'agitation; puisque survient brusquement le sommeil auquel la mort fait suite.

§ 3. Effets respiratoires.

Après une accélération passagère au début, on constate un ralentissement; l'abaissement du nombre peut aller dans des cas non mortels (Meltzer) jusqu'à la moitié et au quart de la normale. A dose toxique la mort est amenée par l'arrêt de la respiration.

§ 4. Effets cardiovasculaires.

Dans les 10 premières minutes qui suivent l'injection hypodermique, le nombre des pulsations est en général légèrement augmenté (Baroch); après quoi on observe, suivant la dose, le retour graduel à la normale, ou l'affaiblissement du cœur, avec pulsations de plus en plus rares, lorsque la mort doit terminer la scène.

La pression sanguine n'est que peu influencée par le dormiol (Fuchs et Koch, Nola[1]).

Le cœur s'arrête en diastole. A part cela l'autopsie ne révèle rien de particulier à noter, ni hémorrhagies, ni congestions (Meltzer, Fuchs et Koch, Baroch).

§ 5. Action sur la température.

Avec les faibles doses on observe chez les lapins une augmentation de la température, pouvant atteindre 1° et plus, suivie du

[1] Angelo di Nola. *Il policlinico,* n° 13, 1902.

retour au chiffre primitif (Fuchs, Baroch). Avec des doses plus considérables, l'abaissement de la température a été constaté par tous les observateurs. Fuchs et Koch expérimentant comparativement avec le chloral à dose équivalente constatent, que cette substance produit un abaissement de température beaucoup plus accentué que celui, que donne le dormiol dans les mêmes conditions.

Tel n'est pas l'avis de Meltzer dans son premier mémoire où il dit avoir obtenu avec le dormiol en injection hypodermique et à dose non léthale, un abaissement 'de température considérable, phénomène qu'il n'aurait pas toujours constaté avec une dose correspondante de chloral hydraté. L'abaissement peut atteindre 4° et même 12° chez les animaux de petite taille (Baroch).

Cette propriété hypothermisante se manifeste aussi dans les cas où la température est anormalement augmentée, ce qui rapproche encore le dormiol du chloral (Fuchs et Koch) (après injection de thermine par exemple). Chez le chien l'abaissement de température est minime, même avec de fortes doses.

§ 6. Phénomènes oculo-pupillaires.

Ces phénomènes sont caractérisés par l'affaiblissement progressif et finalement l'abolition du réflexe de la paupière (Lindreflex) et du réflexe cornéen (corneal reflex), le palpébral étant le premier à disparaître. Cette abolition des réflexes s'observe avec des doses non léthales (Meltzer, Baroch). On a noté également la dilation pupillaire et l'exophtalmos '(v. Fuchs et Koch).

Du côté de la sensibilité générale si les très faibles doses paraissent plutôt exagérer les réactions tactiles, les doses plus considérables amènent l'abaissement progressif des réactions aux différentes excitations, puis l'anesthésie complète, sans que la quantité employée soit nécessairement mortelle.

CHAPITRE III

Effets thérapeutiques du Dormiol.

RECHERCHES CLINIQUES.

Introduit en thérapeutique par Meltzer (de Colditz), qui le premier a publié des observations cliniques, le dormiol a été expérimenté dans divers pays par nombre d'auteurs. Nous ne voulons pas faire ici une analyse complète de tous ces travaux, ni même donner une énumération détaillée de toutes les affections où le dormiol a été employé. Nous nous bornerons à dire que d'une façon générale le nouvel hypnotique a été utilisé dans les mêmes circonstances que le chloral et que les médicaments du groupe pharmacodynamique, dont il est le prototype.

Il est cependant un point sur lequel nous insisterons : c'est à savoir, si le dormiol présente d'après les observations cliniques certains avantages sur le chloral ; car c'est plus spécialement pour contribuer à élucider ce point (pour autant qu'on peut appliquer à l'homme les données expérimentales) que nous avons entrepris nos recherches de laboratoire.

Comme mode d'action les auteurs qui ont étudié le dormiol soit chez l'homme sain d'esprit, soit chez l'aliéné, le comparent à l'hydrate de chloral (Fuchs et Koch, Meltzer, Dehio, Fränkel, Frieser) dont il égalerait la puissance hypnotique.

Meltzer l'a vu même agir dans des cas où le chloral était resté inactif ; Kétly également cite deux cas où la bromidrine et l'hydrate de chloral avaient échoué et où le dormiol s'est montré actif. Mais dans les cas de manie, d'agitation violente, de paralysie générale, vis-à-vis des agitations physiques ou psychiques un peu considérables, là en un mot où la plupart des hypnotiques (chloral, trional, paraldehyde, sulfonal) n'agissent pas, le dormiol échoue également (Schultze, Fasano, Claus).

Comme Claus[1] le dit fort bien, il est souvent si difficile de saisir toujours la cause de l'insomnie chez les aliénés, qu'on arrive à faire de la médecine empirique et on a alors une tendance à attribuer à la médication employée des insuccès, qui relèvent souvent de l'emploi illogique du médicament.

Dans l'insomnie causée par la douleur, l'action du dormiol serait même de plus courte durée que celle du chloral, du trional ou de l'hydrate d'amylène (Tendlau).

Mais dans ces cas, en associant la morphine au dormiol, on obtient un résultat favorable, là où ni la morphine, ni le dormiol employés seuls n'amenaient du calme (Claus).

Pour Seifert et pour Kétly, le dormiol se rapproche plutôt du trional; et pour ce dernier auteur il est, comme le trional, dépourvu d'effets secondaires fâcheux, tandis que Seifert lui reproche de produire accidentellement une diminution de l'appétit, la sécheresse de la bouche, des nausées, de la diarrhée, des rêves angoissants.

D'après les auteurs que nous venons de citer, le dormiol présenterait de nombreux avantages sur l'hydrate de chloral et sur ce point les observations cliniques ont donné des résultats en somme assez concordants.

Le pouls, la respiration, la température ne paraissent pas influencés d'une manière sensible.

Des observations publiées il résulterait, que d'une façon générale le dormiol n'influence pas le cœur d'une manière notable (Meltzer, Claus, Besançon[1]). Wederhake (auto-observation) à la suite de l'injection de 6 gr. de dormiol, n'a pas remarqué d'influence fâcheuse sur le cœur ; par contre, avec 2,5 gr. seulement d'hydrate de chloral il a ressenti des palpitations et des battements carotidiens désagréables.

[1] CLAUS. *Belgique médic.*, 15 nov., 1900.
[2] *Presse médicale*. Avril, 1902.

Quelquefois on observe la diminution du nombre des respirations et le ralentissement du pouls (Frieser). Quant à la température, on a noté de l'abaissement (Frieser, Munk), observation qui concorde avec les résultats d'un certain nombre de recherches expérimentales; l'emploi du dormiol peut donc rendre des services chez les fébricitants (Moir, Munk).

La pression sanguine ne paraît pas influencée de notable façon et l'utilisation du médicament chez des malades atteints de lésions valvulaires serait sans inconvénient (Meltzer, Claus, Tendlau, Xola).

Du côté des fonctions digestives, quelques particularités méritent un certain intérêt; ainsi l'appétit a été favorablement influencé chez un certain nombre de malades de Schultze; Claus a vu dans deux cas de mélancolie, les fonctions digestives se relever d'une façon notable sous l'influence du dormiol. A côté de ces cas favorables, il en est, où l'appétit n'a pas été influencé d'une manière appréciable et d'autres où, accidentellement, on a observé une diminution de l'appétit, la sécheresse de la bouche, des nausées, de la diarrhée (Seifert).

D'ailleurs les solutions concentrées de dormiol sont irritantes pour les voies digestives. La solution à 50 % produit une sensation de cuisson sur la langue; introduite dans l'estomac dans des capsules gélatineuses, elle produit des éructations, une sensation de pesanteur et de brûlure de l'estomac (Munk). Les suppositoires au dormiol sont irritants (Wederhake), de sorte que si l'on jugeait utile d'employer la voie rectale pour l'administration de ce médicament, il faudrait l'utiliser suffisamment dilué. Avec cette précaution, son emploi ne présente pas d'inconvénients et son absorption est rapide (Schultze, Wederhake. Fürst).

Puisque nous avons touché à la question du mode d'administration du médicament, disons, pour en finir, que le dormiol ne se prête pas aux injections hypodermiques. Meltzer, qui en a

fait, dit, il est vrai, n'avoir pas eu à s'en plaindre. Mais Wederhake s'étant injecté à lui-même six seringues d'une solution
10 %, d'une part, n'a point ressenti d'action générale et, d'autre
part, a vu se produire une escharre.

De tout ceci il résulte, que la meilleure manière d'administrer
le dormiol est l'ingestion de solutions convenablement diluées,
auxquelles il est bon d'adjoindre un correctif, étant donné le
goût assez peu agréable du médicament. On peut aussi employer
la voie rectale; et chez les aliénés on est souvent obligé d'avoir
recours à certains subterfuges.

Pour ce qui concerne la dose nécessaire pour produire un
effet hypnotique appréciable, elle peut varier dans des limites ·
assez larges. Si une dose de 0,50 gr. peut être suffisante chez
certains neurasthéniques, dans les agrypnies purement nerveuses, chez certains mélancoliques, il faut, par contre, tripler,
quadrupler cette dose chez les malades en proie à une excitation plus ou moins violente, et, malgré cela, le résultat peut ne
pas être satisfaisant. Enfin, dans l'insomnie qui reconnaît pour
cause une affection douloureuse, le dormiol n'agit qu'associé à
la morphine[1].

Enfin le dormiol possède la propriété d'augmenter le péristaltisme intestinal; augmente-t-il en même temps les sécrétions
de l'intestin? Dans l'auto-observation de Wederhake sont mentionnées quatre selles molles, indolores, dans la même journée.

Sur les reins et la diurèse, l'amylenchloral ne paraît avoir
aucune influence.

Quant à l'accoutumance du médicament. Frieser ne l'a pas
constatée chez ses malades; par contre, Dehio affirme l'avoir
observée, et des observations de Claus il paraît résulter égale-

---

[1] Dans ces cas Claus l'avait également associé avec succès à la péronine.
Mais ce médicament tend à tomber dans un oubli justifié par son insolubilité, son goût désagréable et avant tout par son action délétère sur le
cœur. (A. MAYOR. *Les éthers de la morphine.*)

ment, qu'après une administration un peu prolongée les phénomènes d'accoutumance ne tardent pas à se montrer.

Une question, qui n'est pas sans importance, est celle des effets secondaires concomitants ou consécutifs à l'administration du médicament. Les inconvénients de l'hydrate de chloral sont trop connus, pour que nous croyions utile de les exposer ici; à ce point de vue spécial, il paraît résulter des observations faites jusqu'à présent, que le dormiol ne laisse à sa suite aucun sentiment désagréable, et que, s'il n'est pas tout à fait dépourvu d'inconvénients, ses effets fâcheux se montrent si rarement et présentent si peu d'importance que, sous ce rapport-là, il paraît réellement supérieur au chloral hydraté.

Si son administration a provoqué dans un cas de l'érythème (Pollitz), et si, dans un autre cas (de Pollitz), un gramme non seulement n'a pas produit de sédation, mais a provoqué de l'excitation, un état ressemblant à de l'ivresse, ces accidents peuvent être considérés comme exceptionnels.

En sorte que, possédant un pouvoir hypnotique comparable à celui du chloral et ne donnant généralement pas lieu aux effets fâcheux secondaires de celui-ci, le diméthylethylcarbinol-chloral, mériterait l'attention des cliniciens, si réellement son influence sur l'appareil cardiovasculaire était nulle ou de peu d'importance.

C'est surtout dans le but de contribuer à élucider cette question de l'importance des effets cardiovasculaires du dormiol, que nous avons entrepris ces recherches expérimentales.

SECONDE PARTIE

RECHERCHES PERSONNELLES

Le dormiol, dont nous nous sommes servis dans nos expériences, provenait de la maison Kalle und C° a/ Rh.

Au début de nos recherches (en 1900), nous préparions les solutions dont nous avions besoin, en nous servant du dormiol pur, tel que la maison le livrait à cette époque-là. Dans ces conditions, la préparation des différentes solutions était un peu longue. Il fallait obtenir premièrement une solution-mère dans une quantité égale d'eau, et pour y arriver il fallait pendant assez longtemps agiter le mélange. Avec cette solution concentrée nous obtenions les solutions au titre voulu en ajoutant, par petites fractions, la quantité d'eau nécessaire et en agitant. Actuellement, la maison livre l'amylenchloral en solution dans l'eau par parties égales; la préparation des diverses solutions est, de la sorte, beaucoup plus aisée.

Nous avons toujours préparé nos solutions à froid. Elles étaient conservées à l'obscurité et à l'abri de la forte chaleur. Jamais nous ne nous sommes servis de solutions chauffées.
Nous avons fait un certain nombre d'expérimentations sur les grenouilles et sur les crapauds; d'autres sur le lapin, que nous avons utilisé pour les injections intraartérielles, intraveineuses, intrapéritonéales et intrarachidiennes. Nous avons fait aussi quelques injections intrarachidiennes chez le cobaye.

CHAPITRE I

Effets du dormiol sur le cœur de la grenouille.
Comparaison avec le chloral.

La majorité des expériences, dont nous allons donner une relation sommaire, ont porté sur des grenouilles rousses; nous avons fait également quelques expériences sur le crapaud.

Notre procédé d'expérimentation était le suivant : après destruction du cerveau l'animal était fixé sur le dos et le cœur mis à nu par la résection du sternum; la substance était injectée dans le sac lymphatique dorsal.

Dans ces conditions, les modifications observées après l'introduction de solutions de dormiol sont de tous points comparables, dans leur ensemble, à celles produites par l'hydrate de chloral. Dans les deux cas, le phénomène saillant est l'affaiblissement du cœur et son ralentissement. Au début de l'action on constate parfois une période d'accélération passagère, et cela beaucoup plus souvent avec le dormiol qu'avec le chloral, mais bientôt le ralentissement commence, des irrégularités du pouls apparaissent, la systole ventriculaire devenant moins énergique le ventricule n'arrive plus à se vider complètement et bientôt survient l'arrêt en diastole.

Nous avons constaté, qu'en général le cœur présentait une résistance notablement plus considérable à l'action du dormiol qu'à celle de l'hydrate de chloral, en sorte que dans des conditions comparables d'expérimentation le dormiol permettait une plus longue survie du cœur que ne le fait le chloral.

Les expériences sur le crapaud nous ont conduit à des résultats analogues aux précédents, à cela près que le cœur du crapaud offre, d'une façon générale, une résistance plus grande à l'action de ces corps que celui de la grenouille.

CHAPITRE II

Effets sur le lapin du dormiol injecté à dose toxique. Comparaison avec le chloral.

Nous nous sommes servis dans la série d'expériences comparatives, dont nous allons donner la description, d'une part de solution de dormiol contenant 1,2 gr. dormiol pour 10 gr. d'eau distillée ; d'autre part d'une solution d'hydrate de chloral titrée 0,76 gr. pour cette même quantité d'eau distillée. L'idée d'employer des solutions ainsi titrées nous est venue en lisant la publication de Fuchs et Koch[1], que nous avons si souvent mentionnée dans le cours de ce travail. Ces observateurs affirment, que des lapins de même poids (1700 gr.) succombent, s'ils reçoivent 0,71 gr. de chloral sous la forme d'hydrate de chloral, mais qu'ils supportent 0,76 gr. de chloral, lorsqu'il leur est injecté sous forme de dormiol. lequel doit être alors administré à la dose de 1,20 gr. ; ils concluent de ce fait, que le chloral serait moins toxique, lorsqu'il fait partie de la molécule de dormiol, que lorsqu'il est simplement hydraté.

La quantité de 0,76 gr. d'hydrate de chloral représente donc une quantité de chloral inférieure à celle que renferme 1,20 gr. de dormiol. Nos expériences ne nous permettaient donc pas de tirer des conclusions rigoureuses concernant la toxicité relative des deux substances; mais ce n'est point ce que nous cherchions dans cette première série de recherches, par laquelle nous avions simplement pour but d'apprécier si l'évolution de l'intoxication, en ce qui concerne les phénomènes cardiovasculaires, différait selon que l'on s'adressait au hydrate de chloral ou au dormiol.

Dans la série d'expériences que nous allons rapporter, nous avons employé pour faire pénétrer le chloral ou le dormiol dans

---

[1] Fuchs et Koch. *Münchener med. Wochenschrift*, 1898, n° 37.

la circulation du lapin, le procédé recommandé par M. le professeur Mayor, c'est-à-dire l'injection dans le bout central de l'artère fémorale. Ce procédé, tout en possédant les avantages de l'injection intraveineuse n'en a pas les inconvénients, dont nous ne rappellerons que le principal : le contact brutal de la substance injectée avec le myocarde.

L'animal étant fixé sur le dos sur le plateau de Malassez, une canule de Frank mettait en communication la carotide avec le manomètre du kymographion de Ludwig. Pour les expériences au cours desquelles nous voulions prolonger la vie du cœur, après l'arrêt de la respiration, le lapin était préalablement trachéotomisé. Une canule à injection était introduite dans l'extrémité centrale de l'art. crurale. En outre, à l'aide du cardiopneumographe de Marey nous obtenions le tracé de la respiration. Après avoir laissé fonctionner l'appareil pendant un temps suffisant pour obtenir le graphique de la respiration et du cœur à l'état normal, nous procédions à l'injection de l'hypnotique.

Les injections étaient pratiquées de 5′ en 5′ à l'aide d'une seringue de Pravaz d'une contenance de 1,25 cm³. Dans un certain nombre de cas, j'injectais toutes les 5′ une seringue entière, soit respectivement 0,15 gr. dormiol et 0,095 gr. chloral hydraté. Dans d'autres cas, nous injections également, de 5′ en 5′, seulement 5 divisions de la seringue.

La pression est mesurée, la respiration et les pulsations sont comptées dans la minute, qui précède chaque injection, donc aussi loin que possible de l'injection antérieure, et cela dans le but de laisser aux effets immédiats dus en grande partie à l'action physique de l'injection intraartérielle le temps de disparaître.

§ 1. Effets de l'hydrate de chloral.

Nous décrirons brièvement d'abord les effets immédiats auxquels nous venons de faire allusion, et qui sont inhérents à l'injection intraartérielle; puis nous étudierons l'action propre de la substance injectée.

Lorsqu'on pratique une injection intraartérielle on constate deux ordres de phénomènes :

1° Des modifications de la pression et du pouls.

2° Des troubles de la respiration.

Sous l'influence de la douleur, très probablement, l'animal se débat, le rythme respiratoire est troublé, la pression intravasculaire monte et le pouls est profondément modifié. Dans certains cas, cependant, au lieu d'une augmentation de la tension intravasculaire, on peut observer, au contraire, un abaissement, dû probablement à l'action propre de la substance injectée.

Ces phénomènes diminuent d'intensité à mesure que les injections se répètent. A partir d'un certain moment on constate une espèce de dissociation des réactions ; la pression continue à être abaissée et le rythme cardiaque a été troublé par l'injection, mais la respiration n'est plus modifiée, l'animal ne se débattant plus.

Puis l'abaissement temporaire de la pression va s'atténuant et cesse enfin de se montrer; de sorte que l'injection ne se traduit plus, sur le tracé, que par une modification passagère du rythme cardiaque, ce dernier phénomène étant généralement le dernier à disparaître.

On peut dire, que l'intensité de ces réactions est proportionnelle au plus ou moins de brusquerie dans l'injection et au degré de concentration de la solution employée.

En faisant abstraction de ces phénomènes immédiatement consécutifs à l'injection et sur lesquels nous ne reviendrons plus, on peut résumer les effets de l'hydrate de chloral dans leur ensemble de la façon suivante :

a) Effets respiratoires consistant en diminution de la fréquence, de l'amplitude des mouvements respiratoires et modification du rythme.

b) Effets cardiovasculaires se traduisant par l'abaissement progressif de la pression, la diminution du nombre des pulsations et la modification du rythme cardiaque.

Ces modifications commencent à se montrer généralement à la suite de la première dose injectée; la fréquence de la *respiration* peut ne pas être diminuée au commencement de l'action; on constate même assez souvent une légère accélération passagère. Mais bientôt le ralentissement commence et il se poursuit pour ainsi dire d'une façon ininterrompue. Bientôt une pause préinspiratoire apparaît et devient de plus en plus importante. Enfin, le rythme se modifie : à une période avancée de l'intoxication le tracé montre des séries de 3, 4, 10 respirations irrégulières suivies de périodes d'apnée de plus en plus considérable. Cette respiration périodique se continue en s'accentuant jusqu'à l'arrêt terminal.

Concurremment avec la diminution de fréquence, on constate la diminution de l'amplitude des mouvements respiratoires, lesquels se régularisent et deviennent uniformes. L'importance de ce phénomène est corrélatif au progrès de l'hypnose.

La tension intravasculaire est diminuée dès le début de l'action; d'autre part, à mesure que la respiration diminue d'amplitude, les larges oscillations de tension dues à l'influence respiratoire deviennent moins accusées et finissent par disparaître, de sorte que la pression représente dans son ensemble une ligne progressivement descendante.

Quant au pouls, au début, sa fréquence n'est en général pas modifiée, ou bien elle oscille simplement autour du chiffre primitif; mais le ralentissement survient, et ce ralentissement est continu, sans qu'à aucun moment se présente de période stationnaire, sans, par conséquent, que le graphique montre de plateau.

L'amplitude des pulsations augmente sous l'influence des injections d'hydrate de chloral et cela dès les premières doses.

Enfin, la régularité du pouls n'est pas modifiée au début, mais bientôt apparaissent le rythme couplé ou trigéminé, des faux-pas, des irrégularités diverses; assez souvent cependant, à partir du moment où la respiration devient régulière et uniforme, le pouls se montre également très régulier et uniforme, au moins tant que l'agonie n'est point très prochaine.

Après l'arrêt de la respiration, la mort du cœur ne tarde pas à survenir. La respiration artificielle, comme nous allons le voir, permet de prolonger la vie chez les animaux en expérience; elle peut même permettre à l'animal de reprendre sa respiration spontanée.

La marche des différents phénomènes dont nous venons de parler peut être plus aisément suivie dans la relation même des expériences.

EXPÉRIENCES

§ 1. Hydrate de chloral.

La solution dont nous nous sommes servis pour cette série d'expériences contenait, comme nous l'avons déjà dit, 7,60 gr. de chloral hydraté pour 100 gr. d'eau distillée.

Expérience I.

Lapin de 1942 gr. De 5' en 5', injection intraartérielle de 0,0475 gr. de hydrate de chloral. Mort par arrêt de la respiration.

Heures	Injection	Pression sanguine en mm. de Hg	Nombre des pulsations par minute	Nombre des respirations par minute	Observations
4.19′		115	234	42	Tracé normal. L'animal est très vif, se débat continuellement.
4.20′	Ire				Le lapin se débat au moment de l'injection. La pression descend jusqu'à 80^{mm} Hg. pour remonter progressivement.
4.23′					Légère diminution de l'amplitude des mouvements respir. Pulsations plus amples.
4.24′		108	198	42	
4.25′	IIme				Se débat pendant l'injection ; la pression sanguine descend jusqu'à 72^{mm} pour remonter ensuite.
4.29′		102	234	45	
4.30′	IIIme				L'injection produit sur la pression sanguine une augmentation de courte durée (elle monte de 100^{mm} de Hg. à 108^{mm}). L'animal se débat pendant l'injection puis reste calme.
4.34′		100	225	39	
4.35′	IVme				Le lapin ne se débat pas pendant l'injection et le rythme respiratoire ne se modifie pas. La pression

Heures	Injection	Pression sanguine en mm. de Hg	Nombre des pulsations par minute	Nombre des respirations par minute	Observations
					descend jusqu'à 76^{mm} et remonte progressivement.
4.39′		102	222	39	La diminution d'amplitude des mouvements respiratoires s'est accentuée. La respiration tend à s'uniformiser. Pas de changement dans l'énergie des systoles. L'animal s'est calmé.
4.40′	Vme				Abaissement de la pression jusqu'à 70^{mm} avec modification du rythme cardiaque au moment de l'injection. Pas de modification du côté de la respiration.
4.44′		96	216	36	La respiration est régulière, uniforme, superficielle. Quelques irrégularités cardiaques de temps à autre. Pouls bigéminé.
4.45′	VIme				A l'injection la pression sanguine descend à 62^{mm} Hg. : le rythme couplé est remplacé par le rythme simple, qui persiste pendant 30″ pour faire de nouveau place au rythme couplé.

Heures	Injection	Pression sanguine en mm. de Hg	Nombre des pulsations par minute	Nombre des respirations par minute	Observations
4.49′		86	208	33	
4.50′	VIIme				La pression descend à 68 mm., puis remonte. Même phénomène que précédemment, du côté de l'appareil circulatoire.
4.54′		82	198	33	Respiration complètement uniforme.
4.55′	VIIIme				Abaissement de la pression du sang à 64^{mm}, au moment de l'injection, modification du rythme cardiaque de courte durée (15″), mais pas de modification de la respiration.
4.59′		72	198	33	
5	IXme				L'injection ne produit aucune modification soit cardio-vasculaire, soit respiratoire.
5.4′		70	186	30	Quelques irrégularités cardiaques, rythme variable.
5.5′	Xme				Même observation que précédemment pour ce qui concerne l'effet immédiat de l'injection.

Heures	Injection	Pression sanguine en mm. de Hg	Nombre des pulsations par minute	Nombre des respirations par minute	Observations
5.9′		68	189	30	
					Respiration régulière, uniforme, rythme cardiaque couplé.
5.10	XIme				
5.14		64	183	30	
					Rythme cardiaque et tension vasculaire variables.
5.15′	XIIme				
5.19′		62	180	30	
5.20′	XIIIme				
5.24′		58	180	27	
5.25′	XIVme				
5.29′		56	165	24	
					Tension variable, quelques irrégularités du pouls.
5.30′	XVme				
					L'injection produit un léger abaissement de la pression sanguine et modifie le rythme cardiaque (couplé) qui reprend rapidement sa forme antérieure.
5.34′		58	198	21	
					Pouls ample, assez régulier, le rythme couplé n'apparaît plus que de temps à autre, la tension est uniforme, les courbes d'ori-

Heures	Injection	Pression sanguine en mm. de Hg	Nombre des pulsations par minute	Nombre des respirations par minute	Observations
					gine respiratoire sont à peine marquées.
					La respiration est régulière, uniforme, très superficielle.
5.35′	XVIme				
5.39		48	174	18	
5.40′	XVIIme				
5.44′		52	165	18	
					Quelques irrégularités du pouls.
5.45′	XVIIIme				
5.49′		52	159	15	
5.50′	XIXme				
5.54′		56	183	9	
					Pause préinspiratoire de plus en plus accusée.
5.55′	XXme				
5.59′		60	138	5	
					Rythme cardiaque variable, pouls irrégulier. Grandes inégalités de la tension.
6.	XXIme				
6.4′		54	150	6	
6.5′	XXIIme				
6.9′		54	144	3	
6.10′	XXIIIme				
6.14′		54	150	3	
6.15′	XXIVme				

Heures	Injection	Pression sanguine en mm. de Hg	Nombre des pulsations par minute	Nombre des respirations par minute	Observations
6.19′		52	144	3	
					Irrégularité complète du pouls et de la tension.
6.20′	XXVme				
6.24′		48	111	0	
6.29′		10	12	0	
					L'arrêt du cœur survient 7 minutes après celui de la respiration.

Il a été injecté en tout à ce lapin 1,187 gr. chloral en 25 injections, soit par kilogramme de lapin, 0,61 gr. chloral hydraté.

RÉSUMÉ DES EFFETS. — *Pression*. — Abaissement progressif à partir de la première injection, pour arriver après la XXVme injection à 48^mm de Hg.

Cœur. — Diminution du nombre des pulsations et retour passager au chiffre normal au début de l'action du médicament, ensuite ralentissement continu. Augmentation de l'amplitude du pouls.

Respiration. — Légère augmentation passagère du nombre des respirations, suivie d'un ralentissement progressif jusqu'à l'arrêt. Diminution continue de l'amplitude des mouvements respiratoires dès la 1re injection. Arrêt de la respiration précédant celui du cœur.

Expérience II.

Lapin 1429 gr. Injection intra-artérielle de 0,0475 gr. de chloral hydraté. Une injection toutes les 5′. Mort par arrêt de la respiration.

Heures	Pression sanguine en mm. de Hg	Nombre des pulsations par minute	Nombre des respirations par minute	Observations
4.45'	98	195	33	Tracé normal.
4.46'	Ire injection.			
4.49'				On constate une légère diminution de l'amplitude respiratoire.
4.50'	94	153	35	
4.55'	88	195	30	Respiration régulière, uniforme, diminuée d'amplitude. Tension intravasculaire inégale; les courbes d'origine respiratoire diminuent d'amplitude.
5.	80	192	27	Pouls parfois irrégulier; rythme couplé.
5.5'	78	186	24	La respiration est régulière, mais fortement diminuée d'amplitude.
5.10'	68	188	24	
5.15'	70	189	21	Le rythme couplé n'apparaît plus que par intermittence.
5.20'	66	165	24	
5.25'	64	150	21	Le pouls est assez régulier, ample, la tension régulière, uniforme.
5.30'	54	144	21	
5.35'	44	120	18	
5.40'	36	114	15	Respiration très superficielle;

Heures	Pression sanguine en mm. de Hg	Nombre des pulsations par minute	Nombre des respirations par minute	Observations
				pause préinspiratoire de plus ne plus considérable.
5.45′	30	118	9	
				Pulsations moins régulières, inégales d'amplitude.
5.50′	28	93	2	
5.55′	26	93	2	
5.57′			0	
6.				Courbe d'asphyxie.

L'animal a reçu 15 injections, soit 0,71 gr. d'hydrate de chloral : donc 0,498 par kilogramme de son poids.

Résumé. — Les effets immédiats des injections sont ici différents de ceux que nous avons constaté dans la précédente expérience. Au début de chacune des premières injections, il se produit une ascension passagère de la pression sanguine. Les pulsations sont désordonnées et le rythme respiratoire est modifié. l'animal se débattant. Ces phénomènes vont en diminuant d'intensité à partir de la première injection: ainsi l'ascension de la pression sanguine, qui était de 36^{mm} Hg. à la première injection n'est plus que de 16^{mm} à la IIme et finit par ne plus se produire vers la Vme injection, de sorte qu'à partir de ce moment-là l'effet immédiat des injections ne se traduit sur le tracé par aucune modification, soit de la tension et du pouls, soit de la respiration.

Quant aux effets propres de l'hydrate de chloral sur les appareils cardiovasculaire et respiratoire, ils sont, dans cette expérience, de tous points semblables à ce que nous les avons vu dans l'expérience précédente: il est donc inutile de les décrire de nouveau.

Expérience III.

Lapin de 1660 gr. De 5′ en 5′ injection intraartérielle de 0,95 chloral hydraté. Mort par arrêt de la respiration.

Heures	Pression sanguine en mm. de Hg	Nombre des pulsations par minute	Nombre des respirations par minute	Observations
4.59′	90	228	33	Tracé normal. Animal assez vif.
5.	Iʳᵉ injection.			
5.4′	92	222	30	La pression sanguine tend à s'uniformiser, les courbes d'origine respiratoire se dessinent assez bien. Les mouvements respiratoires sont inégaux d'amplitude. L'animal se débat moins souvent.
5.9′	84	222	27	
5.14′	72	228	27	Le pouls est régulier et son amplitude est visiblement augmentée. La respiration est devenue plus superficielle.
5.19′	55	222	27	Pouls régulier, ample; tension vasculaire uniforme, les courbes d'origine respiratoire ayant presque disparu. Respiration régulière, uniforme, peu ample.

Heures	Pression sanguine en mm. de Hg	Nombre des pulsations par minute	Nombre des respirations par minute	Observations
5.24′	42	210	24	
5.29′	36	210	18	
				Pouls régulier, ample, uniforme; tension uniforme. Respiration très superficielle, pause préinspiratoire de plus en plus accusée.
5.34′	29	195	15	
5.39′	26	162	4	
				L'amplitude du pouls est augmentée; on observe quelques faux-pas. Mouvements respiratoires irrégulièrement espacés, séparés par des pauses de longueur variable. L'inspiration est courte, superficielle, l'expiration est brusque et brève.
5.44′	21	147	3	
5.49′	13	84	2	
5.52′	6	24	0	
5.53′				On établit la respiration artificielle.
5.56′	15			
5.58′	12	117		
6.		0		Mort sans convulsions.

L'animal a reçu en total 10 injections, soit 0,95 gr. (0,57 gr. par kilogramme).

RÉSUMÉ DES EFFETS. — *Pression.* — Après une légère ascension au début, elle s'abaisse à partir de la IIme injection d'une façon progressive jusqu'à l'arrêt de la respiration naturelle.

Après l'établissement de la respiration artificielle, elle ne réussit pas à se relever d'une façon notable.

Cœur. — Après un premier ralentissement, le pouls se maintient pendant un certain temps au même chiffre, après quoi il recommence à se ralentir d'une façon progressive, jusqu'à l'arrêt de la respiration spontanée.

Après l'établissement de la respiration mécanique, le nombre des pulsations augmente et le cœur paraît reprendre un peu d'énergie, mais bientôt ce dernier s'affaiblit et finit par s'arrêter.

Respiration. — Diminution de l'amplitude des mouvements respiratoires, ralentissement progressif, apparition d'une pause préinspiratoire.

Dans cette expérience, la dose injectée chaque fois, était double de celle employée dans les deux expériences précédentes. L'effet est comparable au précédent. La succession des phénomènes et leur nature est la même dans les deux cas.

Expérience IV. (Résumée.)

Lapin 1960 gr. Injection intra-artérielle de 0,095 gr. d'hydrate de chloral. Une injection tous les 5' jusqu'à la XIVme injection, et tous les 3' à partir de là. Arrêt de la respiration.

Heures	Pression sanguine en mm. de Hg	Nombre des pulsations par minute	Nombre des respirations par minute	Observations.
4.34'	108	273	57	Tracé normal. Animal vif, se débat.
4.35'	Ire injection.			
4.39'	100	255	45	
4.44'	96	270	39	

Heures	Pression sanguine en mm. de Hg	Nombre des pulsations par minute	Nombre des respirations par minute	Observations
4.49'	86	261	33	
4.54'	78	234	30	
4.59'	66	237	27	
5.4'	62	231	24	
5.9'	52	231	24	
5.14'	42	225	24	
5.19'	38	207	21	L'inspiration est prolongée, tend à se faire en deux temps; l'expiration est brève et brusque.
5.24'	36	204	18	
5.29'	32	192	15	
5.34	32	180	12	La pause préinspiratoire devient de plus en plus considérable.
5.39'	28	174	12	Pouls ample, régulier, uniforme.
5.44'	28	159	12	
5.47'				On établit la respiration artificielle, et l'on continue les injections.
5.49'	20	159		Pouls petit, inégal, bien diminué d'amplitude.
5.54'	12	138		
5.59'	10	126		
6.4'	10	105		
6.9'	10	54		
6.14'	10	33		
6.19'	12	36		
6.24'	12	27		

Heures	Pression sanguine en mm. de Hg	Nombre des pulsations par minute
6.29'	12	27
6.34'	10	27
6.39'	10	30
6.44'	11	39
6.49'	12	39
6.54'	14	36
6.59'	14	33
7.4'	16	33
7.9'	16	30
7.14'	14	27
7.19'	12	18
7.24'		0

L'arrêt de la respiration naturelle est arrivé après la XVIme injection, soit après l'introduction de 1,52 gr. d'hydrate de chloral dans la circulation.

Résumé des effets. — D'une façon générale, les résultats de cette expérience sont semblables à ceux que l'observation précédente nous a fourni, sauf pour ce qui concerne la survie du cœur, après l'établissement de la respiration artificielle, survie beaucoup plus considérable que dans le cas précédent.

Cependant la respiration mécanique ne parvient pas à relever la tension intravasculaire, et les injections se succèdant, la pression continue son abaissement progressif.

Un phénomène identique s'observe du côté du pouls.

Expérience V. (Résumée.)

Lapin 1497. Injection intra-artérielle de 0,095 gr. d'hydrate de chloral; une injection toutes les 5'. Arrêt de la respiration. Survie du cœur par la respiration artificielle.

Heures	Pression sanguine en mm. de Hg	Nombre des pulsations par minute	Nombre des respirations par minute	Observations
4.14'	96	267	33	Tracé normal. Animal vif, se débat souvent.
4.15'	Ire injection.			
4.19'	90	258	33	
4.24'	86	234	33	
4.29'	68	219	30	
4.34'	58	210	33	
4.39'	56	204	33	
4.44'	38	186	21	
4.47'				Courbe d'asphyxie.
4.48'				On installe la respiration artificielle, et l'on continue les injections.
4.49'	34	180		
4.54'	26	156		
4.59'	26	135		
5. 4'	25	102		
5. 9'	25	93		
5.14'	25	75		
5.19'	25	84		
5.24'	25	78		
5.29'	25	78		
5.34'	24	66		
5.39'	23	75		
5.44'	23	63		
5.49'	21	63		
5.54'	18	60		
5.59'	18	48		

Après la VIIme injection, arrêt de la respiration naturelle; à ce moment le lapin avait reçu 0,665 gr. d'hydrate de chloral.

Expérience VI.

Lapin 1580 gr. De 5' en 5' injection intra-artérielle de 0,095 gr. chloral hydraté. Arrêt de la respiration. Etablissement de la respiration mécanique. Survie du cœur.

Heures	Pression sanguine en mm. de Hg	Nombre des pulsations par minute	Observations
4.19′	110	288	Etat normal.
4.20′	Iʳᵉ injection.		
4.24′	106	285	
4.29′	100	279	
4.34′	92	270	
4.39′	82	255	
4.44′	62	240	
4.49′	50	231	
4.52′	44	222	
4.53′			Courbe d'asphyxie.
4.54′			On établit la respiration artificielle, et l'on continue les injections.
4.55′	34	210	Pouls très régulier, pression égale, uniforme.
5.	22	219	
5. 5′	23	225	
5.10′	20	201	
5.15′	17	186	
5.20′	16	162	
5.25′	16	147	
5.30′	16	141	
5.35′	16	114	L'amplitude du pouls a beaucoup augmenté.

Heures	Pression sanguine en mm. de Hg	Nombre des pulsations par minute	Observations
5.40'	16	87	
			Le pouls est plus ample, mais moins régulier.
5.45'	14	63	
			Le rythme cardiaque affecte une modalité spéciale : à un moment donné les pulsations sont de faible amplitude, à peine marquées sur le tracé, puis, progressivement, elles augmentent d'amplitude jusqu'à atteindre un certain maximum, après quoi, insensiblement, leur amplitude décroît, revient à ce qu'elle était auparavant et aussitôt après le phénomène recommence.
5.50'	14	60	
5.55'	14	60	
6.	12	60	
6. 5'	12	63	
6.10'	12	66	
6.15'	12	66	
6.20'	12	66	
6.25'	12	66	
6.30'	12	63	
			Irrégularité du pouls.
6.35'	8	57	
6.40'	4	57	
6.47'		0	Mort sans convulsions.

L'arrêt de la respiration spontanée est survenu après la VIIme injection, soit après l'injection de 0,665 gr. d'hydrate de chloral.

Résumé des effets. — Les différentes modifications produites par l'hypnotique sont, dans leurs traits essentiels, en tout semblables à celles que nous avons décrites dans les observations précédentes.

Expérience VII. (Résumée.)

Lapin 1807 gr. Injection intravasculaire (artère fémorale) de 0,095 gr. chloral hydraté. Toutes les 5' une injection. Mort par arrêt de la respiration. Etablissement de la respiration artificielle. Survie du cœur.

Heures	Pression sanguine en mm. de Hg	Nombre des pulsations par minute	Nombre des respirations par minute	Observations
4.14′	72	213	48	Tracé normal; animal assez calme.
4.15′	Iʳᵉ injection.			
4.19′	64	222	36	
				Grandes oscillations de Traube-Hering.
4.24′	62	222	33	
				Respiration régulière, uniforme, peu ample, pause préinspiratoire assez considérable.
4.29′	48	207	30	
4.34′	40	198	30	
4.39′	34	183	26	
4.44′	32	180	9	
4.49′	50	225	12	
4.51			0	Arrêt de la respiration naturelle. Nous établissons la respiration mécanique, et nous continuons les injections.

Heures	Pression sanguine en mm. de Hg	Nombre des pulsations par minute
4.54′	32	195
4.59′	22	150
5.4′	20	144
5.9′	18	135
5.14′	16	132
5.19′	14	150
5.24′	14	144
5.29′	14	117
5.34′	13	99
5.39′	12	96
5.44′	12	87
5.49′	10	81
5.54′	10	69
5.59′	8	66
6.4′	8	63
6.9′	8	60
6.14′	8	57
6.19′	8	60
6.24′	8	45
6.29′	0	Mort sans convulsions.

La respiration naturelle s'est arrêtée après la VIIIme injection ;
par conséquent lorsque l'animal avait reçu 0,76 gr. d'hydrate de
chloral.

Expérience VIII. (Résumée.)

*Lapin de 2180 gr. Injection intra-artérielle de 0,095 gr. d'hy-
drate de chloral, de 5′ en 5′. Prolongation de la vie du cœur
par la respiration artificielle.*

Heures	Pression sanguine en mm. de Hg	Nombre des pulsations par minute	Nombre des respirations par minute	Observations
3.54′	102	234	39	Etat normal. Animal vif.
3.55′	Ire injection.			
3.59′	94	231	39	
4.4′	86	234	39	
4.9′	82	243	45	
4.14′	78	243	42	
4.19′	78	306	39	
4.24′	74	225	36	
4.29′	62	229	33	Pouls très irrégulier; folie du cœur.
4.34′	52	245	33	
4.39′	46	261	30	
4.44′	42	261	30	
4.49′	34	228	30	
4.54′	32	228	30	
4.59′	34	216	21	Le pouls est devenu brusquement, à la suite de l'injection, uniforme, régulier, sauf quelques rares faux pas.
5.4′	32	213	18	
5.9′	30	207	18	
5.14′	26	204	18	Le pouls est très régulier, son amplitude est augmentée.
5.19′	24	189	15	
5.24′	22	177	15	
5.28′	14	33	0	On établit la respiration mécanique et l'on continue les injections.
5.33′	22	150		
5.38′	14	144		Pouls régulier.
5.43′	14	129		

Heures	Pression sanguine en mm. de Hg	Nombre des pulsations par minute	Observations
5.48'	14	114	
5.53'	14	108	Pouls diminué d'amplitude, irrégulier.
5.58'	12	93	
6.3'	12	90	
6.8'	11	81	
6.13'	12	75	
6.18'	14	75	
6.23'	14	69	
6.28'	12	69	
6.33'	12	63	
6.38'	12	39	
6.43'	14	36	
6.48'	9	33	
6.50'		0	

L'arrêt de la respiration spontanée est survenu après la XXme injection; l'animal avait donc reçu 1,90 gr. de chloral hydraté, ce qui fait 0,89 par kilogr.

§ 2. Effets du dormiol.

Pour la série d'expériences dont nous allons faire brièvement l'exposé, nous nous sommes servi de solutions contenant 12 gr. de dormiol pour 100 gr. d'eau distillée.

Les animaux étaient préparés de la même manière que pour les expériences précédentes et la solution était introduite également par injections intraartérielles (artère fémorale) faites de 5' en 5'. Dans cinq cas nous avons introduit à chaque injection le contenu d'une seringue de Pravaz (d'une contenance de 1,25 cm.³), soit 0,15 ctgr. de dormiol; dans deux autres cas nous injections seulement la moitié de cette dose, donc 0,075 gr. de dormiol. De même que dans les expériences sur le chloral, la pression a été mesurée, le nombre des pulsations et celui des respirations ont été comptés dans la minute, qui précède chaque injection.

Expérience IX.

Lapin de 1895 gr. Injection intraartérielle de 0,075 gr. de dormiol. Une injection toutes les 5'. Mort par arrêt de la respiration.

Heures	Injection	Pression sanguine en mm. de Hg	Nombre des pulsations par minute	Nombre des respirations par minute	Observations
11.19'		128	252	75	Tracé normal. L'animal est vif, se débat continuellement.
11.20'	Iʳᵉ				Pas de modification appréciable soit de l'énergie du pouls, soit de l'ampleur de la respiration. L'animal continue à se débattre.
11.24'		128	252	69	
11.25'	IIᵐᵉ				Mêmes observations que précédemment.
11.29'		129	261	66	Pas de changement dans l'énergie des pulsations. Res-

Heures	Injection	Pression sanguine en mm. de Hg	Nombre des pulsations par minute	Nombre des respirations par minute	Observations
					piration plus uniforme ; son ampleur n'est pas diminuée. L'animal se débat encore, mais avec moins de vigueur.
11.30′	IIIme				
11.34′		124	264	57	
11.35′	IVme				
11.39′		124	264	51	Pas de modifications du pouls, ni de l'amplitude de la respiration. L'inspiration est prolongée, l'expiration est brusque.
11.40′	Vme				Le lapin se débat moins souvent et moins vigoureusement.
11.44′		124	261	45	Pouls régulier ; son énergie ne paraît pas diminuée. La tension est régulière, et la respiration lui fait décrire des courbes régulières, uniformes. L'état de la respiration est le même que précédemment. L'animal ne se débat presque plus.
11.45′	VIme				

Heures	Injection	Pression sanguine en mm. de Hg	Nombre des pulsations par minute	Nombre des respirations par minute	Observations
11.49′		111	252	42	
					Quelques faux pas du cœur. Respiration un peu diminuée d'amplitude. Les courbes d'origine respiratoires de la pression sont beaucoup moins accentuées que précédemment et en train de disparaître.
11.50′	VIIme				
11.54′		104	252	39	
					Le pouls est régulier, son amplitude n'a pas changé. La pression est régulière, uniforme. La respiration est devenue superficielle. L'animal se débat encore de temps à autre.
11.55′	VIIIme				
11.59′		91	252	36	
					L'amplitude de la respiration est notablement diminuée.
12.	IXme				
12. 4′		90	246	33	
					Le pouls est devenu irrégulier. Son amplitude n'est pas diminuée. La respiration est régu-

Heures	Injection	Pression sanguine en mm. de Hg	Nombre des pulsations par minute	Nombre des respirations par minute	Observations
					lière : l'inspiration est superficielle, l'expiration est brève et brusque.
12. 5′	Xme				
12. 9″		84	240	30	
12.10′	XIme				
12.14′		84	234	30	
					Pas de changement.
12.15′	XIIme				
12.19′		78	231	27	
					Pouls irrégulier; Pression variable. Respiration un peu moins régulière; pause pré-inspiratoire.
12.20′	XIIIme				
12.24′		82	231	21	
					Irrégularité du pouls. De temps à autre rythme bigé-miné. Pression irrégulière. Inspiration courte, superfi-cielle, précédée d'une pause de longueur variable; ex-piration courte et brève.
12.25′	XIVme				
12.30′		74	165	2	
					Rythme couplé du cœur. Pouls notablement augmen-té d'amplitude. Pression va-riable, présentant des gran-des oscillations irrégulières.

Heures	Injection	Pression sanguine en mm. de Hg	Nombre des pulsations par minute	Nombre des respirations par minute	Observations
					Respiration irrégulière, d'amplitude variable, avec des périodes d'apnée pouvant atteindre 1′ et plus.
12.30′	XVme				
12.34′		62	180	2	
					Mêmes observations que précédemment.
12.35′	XVIme				
12.39′		64	195	10	
12.40′	XVIIme				
12.44′		86	204	16	
					Pouls, pression, respiration un peu plus réguliers.
12.45′	XVIIIme				
12.49′		66	180	14	
					Le pouls est beaucoup plus régulier, ainsi que la pression. Le rythme du cœur est couplé. La respiration est plus régulière.
12.50′	XIXme				
12.54′		80	180	12	
					Pas de modification du pouls; la pression remonte. Les mouvements respiratoires sont superficiels et irrégulièrement espacés.
12.55′	XXme				

Heures	Injection	Pression sanguine en mm. de Hg	Nombre des pulsations par minute	Nombre des respirations par minute	Observations
12.59′		58	164	6	
1	XXIme				
1.4′		64	159	6	Mêmes observations que précédemment.
1.5′	XXIIme				
1.9′		56	150	6	La respiration a diminué d'amplitude.
1.10′	XXIIIme				
1.14′		52	135	5	Le pouls est régulier, uniforme, diminué d'amplitude. Rythme couplé continu. La pression ne présente plus de grandes variations. La respiration est plus régulière; son amplitude a diminué encore.
1.15′	XXIVme				
1.19′		40	129	6	Pas de changement.
1.20′	XXVme				
1.24′		38	123	5	Pas de changement.
1.25′	XXVIme				
1.29′		26	114	5	La diminution de l'amplitude du pouls s'accentue. Pression uniforme.

Heures	Injection	Pression sanguine en mm. de Hg	Nombre des pulsations par minute	Nombre des respirations par minute	Observations
					Respirations irrégulièrement espacées, encore plus diminuées d'amplitude.
1.30′	XXVIIme				
1.34′		26	114	5	
					Pas de modification.
1.35′	XXVIIIme				
1.39′		23	105	4	
					Uniformité du pouls. Forte diminution de son amplitude. Pression uniforme. Respiration s'inscrivant à peine.
1.40	XXIXme				
1.44′		14	48	2	
1.45′	XXXme				
1.46′		6	9	0	Pas de convulsions.

Cet animal a reçu 30 injections, soit 2,25 gr. de dormiol, par conséquent 1,18 gr. par kilogr. de son poids.

Résumé des effets. — *Pression*. — Les deux premières injections ne modifient pas la hauteur de la pression. Après la IIIme l'abaissement commence, se continue pour ainsi dire sans période d'arrêt et ne présente que quelques oscillations, qui ne modifient pas la forme générale du tracé. Après la XXXme injection, la pression ne mesure plus que 6^{mm} de Hg.

Pouls. — Le nombre des pulsations finit par diminuer progressivement après s'être pendant assez longtemps maintenu, avec de légères oscillations, au chiffre primitif.

L'énergie des pulsations n'est atteinte que tardivement, et leur amplitude non modifiée pendant assez longtemps est augmentée ensuite pour diminuer lorsque l'intoxication est avancée. Le cœur s'arrête en diastole.

Respiration. — Diminution progressive et continue du nombre des respirations, et cela dès la 1re dose injectée. Diminution de l'amplitude des mouvements respiratoires, mais seulement à partir de la VIme injection. L'arrêt de la respiration précède celui du cœur.

Effet hypnotique. — L'animal se débat pendant assez longtemps, et ne cesse de faire des mouvements de défense qu'à partir de la VIIIme, voire même de la IXme injection.

Expérience X.

Lapin de 1670 gr. Injection intra-artérielle, toutes les 5', de 0,075 gr. de dormiol. Mort par arrêt de la respiration.

Heures	Pression sanguine en mm. de Hg	Nombre des pulsations par minute	Nombre des respirations par minute	Observations
4.14'	106	192	42	Tracé normal. Lapin assez calme.
4.15'	Ire injection.			
4.19'	100	189	39	
4.24'	92	192	39	Pas de modifications, ni dans la forme, ni dans l'énergie des pulsations. Respiration régulière, tendant à s'uniformiser, non diminuée d'amplitude. L'animal se débat encore de temps à autre, avec une vigueur moindre.
4.29'	88	180	39	Quelques faux pas du cœur.

Heures	Pression sanguine en mm. de Hg	Nombre des pulsations par minute	Nombre des respirations par minute	Observations
4.34′	82	198	38	Réagit au pincement. La pression sanguine tend à devenir plus uniforme par la disparition commençante des courbes d'origine respiratoire. Le pouls est moins régulier, son amplitude est un peu diminuée. Faux pas plus nombreux. La respiration est uniforme, régulière; son amplitude n'est pas notablement diminuée. L'inspiration est prolongée. L'expiration est brusque.
4.39′	76	201	36	L'animal est calme, ne se débat plus.
4.44′	70	192	33	Faux pas du cœur plus fréquents. Les oscillations de pression d'origine respiratoire tendant à disparaître, la pression devient plus uniforme. Rythme cardiaque bigéminé. Faux pas. L'amplitude des mouvements respiratoires commence à diminuer. L'inspiration est précédée

Heures	Pression sanguine en mm. de Hg	Nombre des pulsations par minute	Nombre des respirations par minute	Observations
				d'une pause de plus en plus nette. L'expiration est brusque.
4.49′	66	195	33	
4.54′	64	189	30	Pulsations diminuées d'énergie. Rythme couplé. Faux pas. La diminution de l'amplitude des mouvements respiratoires s'est accentuée. La respiration reste régulière, uniforme.
4.59′	62	180	24	Rythme cardiaque variable.
5.4′	58	183	24	
5.9′	56	174	21	
5.14′	56	168	18	La pression sanguine est uniforme. Le pouls est augmenté d'amplitude. Le rythme couplé tend à disparaître. Du côté de la respiration, pas de changement.
5.19′	50	159	15	La pause préinspiratoire s'accroît; l'inspiration est plus superficielle et suivie d'une expiration brusque et brève.
5.24′	50	150	12	Pouls ample, irrégulier; ryth-

Heures	Pression sanguine en mm. de Hg	Nombre des pulsations par minute	Nombre des respirations par minute	Observations
				me variable; respirations irrégulièrement espacées.
5.29'	50	150	12	
5.34'	54	126	2	
				L'amplitude du pouls est augmentée.
5.39'	48	129	0	
				La pression, après la courbe d'asphyxie, descend jusqu'à 10^{mm} Hg. On établit la respiration artificielle et l'on continue les injections.
5.43'				Respiration artificielle.
5.49'	34	102		
5.54'	22	81		
5.59'	18	75		
6.4'	16	69		
6.9'	14	60		
6.14'	14	57		
6.19'	12	51		
				Des groupes (de 3-10 puls) apparaissent séparés par des intervalles où les pulsations s'inscrivent à peine.
6.24'	12	54		
6.29'	12	45		
6.34'	12	42		
6.39'	10	39		
6.44'		0		

Dans cette expérience on voit l'arrêt de la respiration naturelle survenir après la XVIIIme injection, soit après l'introduction dans les voies circulatoires de 1,35 gr. de dormiol, soit de 0,80 gr. par kilogr. du poids de l'animal.

Résumé des effets. — Le dormiol a produit dans cette expérience des effets complètement analogues à ceux que nous avons vu se produire dans la précédente expérience.

Il est à noter que *l'abaissement de la pression* commence ici, après l'introduction dans le sang de la première dose même et se continue, sans temps d'arrêt, jusqu'à ne mesurer que 48^{mm} de Hg. au moment de l'arrêt de la respiration naturelle.

Du côté *du pouls*, on constate également une diminution lente et graduelle de fréquence; l'amplitude augmente lentement, à mesure que les injections se répètent, pour diminuer lorsque, malgré la respiration mécanique, la mort est devenue imminente.

Le cœur a conservé, pendant assez longtemps, une notable énergie; mais, d'une façon générale, les effets cardiovasculaires ont paru dans cette expérience plus précoces et plus importants que dans le cas précédent.

Pour ce qui concerne *la respiration,* on constate, dès le début, une diminution dans la fréquence des mouvements respiratoires. Leur amplitude ne paraît diminuée de notable façon qu'à partir de la Vme injection. En même temps la respiration devient régulière, uniforme, l'inspiration prolongée d'abord, est courte et superficielle ensuite, pendant que l'expiration devient brusque et plus tard brève.

Enfin le sommeil ne semble s'emparer de l'animal que d'une manière lente, progressive, et à partir de la VIme ou de la VIIme injection.

Expérience XI.

Lapin de 1635 gr. De 5' en 5', injection intra-artérielle de 0 gr. 15 ctgr. de dormiol. Mort par arrêt de la respiration.

Heures	Pression sanguine en mm. de Hg	Nombre des pulsations par minute	Nombre des respirations par minute	Observations
4.20′	110	246	45	Tracé normal. Lapin assez calme.
4.21′	Iᵣₑ injection.			
4.25′	102	258	36	
4.30′	92	249	33	
4.3 ′	84	37	33	
4.40′	82	231	30	
4.45′	80	225	30	De temps à autre, pouls bigéminé.
4.50′	80	219	27	
4.55′	70	198	27	Respiration de plus en plus superficielle représentée sur le tracé par une ligne uniformément ondulée.
5.	72	198	18	Quelques défaillances cardiaques.
5.5′	58	192	12	Périodes d'apnée de longueur variable.
5.10′	50	174	1	
5.15′	37	165	0	Les pulsations s'espacent, la courbe d'asphyxie apparaît, et enfin l'arrêt complet survient 5′ après celui de la respiration.

Arrêt de la respiration après la XIᵐᵉ injection, soit 1,65 gr. de dormiol, donc 1 gr. par kilog. de poids.

Expérience XII.

Lapin de 1830 gr. Injection intra-artérielle, de 5′ en 5′, de 0,15 gr. de dormiol, Mort par arrêt de la respiration.

Heures	Pression sanguine en mm. de Hg	Nombre des pulsations par minute	Nombre des respirations par minute	Observations
4.37′	98	246	50	Tracé normal. Animal vif, se débat continuellement.
4.38′	Ire injection.			
4.42′	94	240	39	Pas de modification notable, soit du côté de la circulation, soit du côté de la respiration. L'animal se débat moins souvent.
4.47′	92	240	30	La pression tend à s'uniformiser. La respiration est moins ample, plus uniforme. L'inspiration est prolongée.
4.52′	86	231	29	Pause préinspiratoire de plus en plus accentuée.
4.57′	84	216	27	Pouls irrégulier, ample en général, rythme variable, souvent bigéminé. Faux pas du cœur. Amplitude respiratoire bien diminuée. Inspiration superficielle, expiration brusque et brève.
5.2′	78	209	21	Pouls irrégulier, faux pas nombreux.
5.7′	77	201	20	
5.12′	55	180	27	Pulsations beaucoup plus régulières, plus uniformes. Leur amplitude est augmentée. La tension devient uniforme.

Heures	Pression sanguine en mm. de Hg	Nombre des pulsations par minute	Nombre des respirations par minute	Observations
				Rythme respiratoire variable.
5.17'	46	117	20	
5.22'	38	168	12	
				Pression sanguine uniforme.
				Pouls régulier, égal, uniforme; son amplitude est notablement augmentée.
				La respiration a repris sa régularité.
5.27'	34	153	7	
5.32'	26	144	7	
5.37'	20	105	0	On établit la respiration artificielle et l'on continue les injections.
5.42'	17	117		
5.47'	14	102		Pouls irrégulier.
5.52'	12	90		
5.57'	11	78		
6.2'	10	66		
6.7'	12	63		
6.12'	12	63		
6.17'	12	60		
6.22'	12	57		Pouls irrégulier, inégal, parfois s'inscrivant à peine.
6.27'	10	57		
6.32'	10	54		
6.37'	10	54		
6.42'	10	54		
6.47'	10	51		L'irrégularité du pouls augmente.

Heures	Pression sanguine en mm. de Hg	Nombre des pulsations par minute	Observations
6.52′	10	48	
6.57′	11	32	
7.4′		0	

L'arrêt de la respiration spontanée est survenu après la XIIme injection, soit 1,80 gr. de dormiol, par conséquent 0,98 gr. par kilogr. de poids.

Expérience XIII.

Lapin 2221 gr. De 5′ en 5′ injection intra-artérielle de 0,15 gr. de dormiol. Mort par arrêt de la respiration.

Heures	Pression sanguine en mm. de Hg	Nombre des pulsations par minute	Nombre des respirations par minute	Observations
3.59′	92	255	36	Tracé normal.
4.	Ire injection.			A la suite de la 1re injection on ne constate pas de modification appréciable ni dans l'énergie ni dans la forme des pulsations; diminution d'amplitude des mouvements respiratoires.
4. 4′	88	267	45	La pression sanguine tend à s'uniformiser, les courbes d'origine respiratoire étant moins accusées. Pas de modification notable du pouls. La diminution de l'amplitude de la respiration s'accentue. Les mouvements respiratoires sont

Heures	Pression sanguine en mm. de Hg	Nombre des pulsations par minute	Nombre des respirations par minute	Observations
				plus réguliers, plus égaux. L'animal ne se débat plus.
4. 9'	78	249	39	
4.14'	72	267	30	
4.19'	66	258	27	La pression sanguine représente dans son ensemble une ligne assez régulièrement et uniformément ondulée par les faibles courbes d'origine respiratoire. Pouls régulier. La respiration devient de plus en plus superficielle. Pas de modification ni du pouls ni du rythme respiratoire, quand on pince l'animal.
4.24'	66	249	26	Rythme cardiaque variable ; le rythme couplé alterne avec le trigéminé.
4.29'	64	234	26	
4.34'	58	240	27	Pression sanguine uniforme ; les courbes d'origine respiratoire n'apparaissent plus. Pouls régulier, d'amplitude notablement augmentée. Respiration très superficielle, mais régulière. Pause préinspiratoire.
4.39'	48	225	30	
4.44'	41	222	30	L'amplitude du pouls a augmenté.
4.49'	35	207	27	

Heures	Pression sanguine en mm. de Hg	Nombre des pulsations par minute	Nombre des respirations par minute	Observations
4.54′	29	204	26	
4.59′	24	192	22	
5. 4′	20	186	15	
5. 9′	16	180	12	Pause préinspiratoire de longueur variable.
5.14′	16	171	11	
5.19′	14	159	10	
5.24′	12	150	11	
5.29′	6	48	0	On établit la respiration mécanique, en continuant les injections.
5.34′	8	129		Pouls irrégulier.
5.39′	10	108		
5.44′	11	96		
5.49′	14	93		Rythme variable, avec prédominance du bigéminé.
5.54′	12	66		
5.59′	12	81		
6. 4′	12	78		
6. 9′	4	12		
6.18′		0		

La respiration naturelle s'est arrêtée après la 19ᵐᵉ injection, soit après l'introduction dans les voies sanguines de 2,85 gr. de dormiol, donc 1,28 gr. par kilogr. du poids de l'animal.

Expérience XIV.

Lapin de 2022 gr. Injection intra-artérielle toutes les 5′, de 0,15 gr. de dormiol. Arrêt de la respiration naturelle; survie du cœur par la respiration mécanique.

Heures	Pression sanguine en mm. de Hg	Nombre des pulsations par minute	Nombre des respirations par minute	Observations
4.28′	98	222	60	Tracé normal. Animal très vif, se débat continuellement.
4.29′	1ʳᵉ injection.			
4.33′	76	189	45	
				Pas de changement appréciable ni dans la forme ni dans l'énergie des pulsations.
				Les mouvements respiratoires ont visiblement diminué d'amplitude.
				Le lapin est calme.
4.38	98	222	39	
				Forte diminution de l'amplitude respiratoire. Grandes oscillations de Traube-Hering.
4.43′	86	234	39	
				Vasodilatation; les petites artérioles de la plaie du cou et de la région fémorale sont très apparentes, injectées.
				Tremblement fibrillaire, surtout des muscles masticateurs et des pattes antérieures.
4.48′	76	225	29	
				Irrégularité du pouls; rythme cardiaque variable, de temps à autre rythme couplé; quelques faux pas; l'ampleur du pouls est diminuée.
				Respiration régulière uniforme; l'inspiration est assez brusque et

Heures	Pression sanguine en mm. de Hg	Nombre des pulsations par minute	Nombre des respirations par minute	Observations
				peu profonde, l'expiration brusque et brève suivie d'une pause.
4.53'	70	216	25	
4.58'	60	207	15	
				Pouls petit, assez régulier, uniforme.
				Pause préinspiratoire de longueur variable. Inspiration brusque, assez ample, suivie d'une expiration encore plus brusque.
5.3'	65	207	8	
				L'amplitude du pouls a augmenté.
5.8'	38	162	6	
5.13'	23	150	12	
				L'amplitude du pouls continue à augmenter; il est en même temps très régulier et uniforme. La pression sanguine est uniforme. Pas de modification de la respiration.
5.23'	20	138	8	
				La respiration conserve le même caractère, mais elle devient de plus en plus superficielle.
5.27'	18	147	4	
5.28'				Respiration artificielle; on continue les injections.
5.33'	18	123		

Heures	Pression sanguine en mm. de Hg	Nombre des pulsations par minute	Nombre des respirations par minute	Observations
				Pouls trigéminé; uniforme.
5.38′	18	111		
5.43′	18	96		
5.48′	18	84		
				Irrégularité du pouls. Rythme variable, le trigéminé alternant avec le rythme couplé et les pulsations simples.
5.53′	17	78		
5.58′	16	73		
				Pouls inégal, irrégulier.
6.3′	16	69		
6.8′	15	63		
6.13′	16	60		
6.18′	14	57		
6.23′	14	54		
6.28′	13	48		
6.33′	13	48		
6.38′	13	42		
6.43′	12	42		
6.48′	12	33		
6.53′	6	4		
6.57′		0		

Au moment de l'arrêt de la respiration naturelle, l'animal avait reçu 12 injections, soit 1,80 gr. de dormiol, donc 0,89 gr. par kilogr. de son poids.

Expérience XV.

Lapin de 2121 gr. Injection intra-artérielle, de 5' en 5', de 0,15 gr. de dormiol. Arrêt de la respiration naturelle. La respiration mécanique prolonge la vie du cœur.

Heures	Pression sanguine en mm. de Hg	Nombre des pulsations par minute	Nombre des respirations par minute	Observations
4.36'	96	261	45	Normal. Animal tranquille.
4.37' Ire injection.				
4.41'	98	261	39	Pas de modification appréciable, ni dans la forme, ni dans l'énergie du pouls. Pas de changement notable du côté de la respiration.
4.46'	90	258	42	Pouls : pas de changement. Respiration visiblement diminuée d'amplitude, elle est devenue en même temps régulière, uniforme.
4.51'	76	264	27	Rythme cardiaque variable.
4.56'	67	312	28	L'amplitude du pouls est augmentée.
5.1'	62	294	30	Rythme cardiaque variable, faux pas du cœur, ten-

Heures	Pression sanguine en mm. de Hg	Nombre des pulsations par minute	Nombre des respirations par minute	Observations
				sion intra vasculaire variable. La respiration peu ample représente dans son ensemble une ligne légèrement et uniformément ondulée.
5.6′	58	264	30	
5.11′	56	249	30	
				Pression uniforme; les courbes d'origine respiratoire ont complètement disparu. Pouls: petit, uniforme; pas de changement de la respiration.
5.16′	52	228	24	
5.21′	39	186	18	
				Pas de modification de la pression. Pouls régulier, augmenté d'amplitude. Respiration régulière, superficielle; pause préinspiratoire de plus en plus importante.
5.26′	28	180	12	
5.31′	20	165	12	
5.36′	16	144	12	
				L'amplitude du pouls a notablement augmenté. Respiration de plus en plus superficielle.
5.41	12	132	12	

Heures	Pression sanguine en mm. de Hg	Nombre des pulsations par minute	Nombre des respirations par minute	Observations
5.44′				
5.45′				On établit la respiration artificielle et l'on continue les injections.
5.46′	12	123		
5.51′	11	114		
				Pouls ample, rythme bigéminé. Pression uniforme.
5.56′	10	96		
6.1′	9	84		
6.6′	9	73		
6.11′	9	69		
				L'ampleur du pouls s'est accrue.
6.16′	9	84		
				Pulsations augmentant progressivement d'ampleur pour diminuer ensuite.
6.21′	8	84		
6.26′	8	72		
6.31′	7	99		
6.36′	7	78		
				Le rythme précité se modifie graduellement et finit par disparaître.
6.41′	8	78		
6.46′	5	75		
				Pouls irrégulier, peu ample.
6.51′	2	48		
6.56′	1	28		
7.8′		0		

Arrêt de la respiration naturelle après la 15me injection, soit au moment où l'animal a reçu 2,25 gr. de dormiol; par conséquent 1,06 gr. par kilogr. de son poids.

§ 3. Comparaison entre les effets du dormiol et ceux de l'hydrate de chloral.

Comme nous l'avons déjà dit, en étudiant les effets cardiovasculaires et respiratoires du chloral, lorsqu'on choisit la voie artérielle pour faire pénétrer dans la circulation une substance, dont on veut étudier l'action, il se produit deux ordres de modifications : les unes au moment où la solution pénètre dans l'artère, les autres plus tard, lorsque l'action propre de la substance injectée commence à se manifester.

Les effets immédiats, que l'injection de solutions de dormiol produit, sont de tous points semblables à ceux, que nous avons décrits en exposant les effets du chloral. Nous n'y reviendrons donc pas.

En dehors de ces troubles passagers, il est facile de se convaincre, d'après les expériences dont nous venons de donner un aperçu, que les effets cardiovasculaires et respiratoires produits par le dormiol sont pour ainsi dire superposables à ceux, que nous avons vu se manifester avec l'hydrate de chloral.

En effet, l'action du dormiol, de même que celle du chloral, se traduit :

I° *Par des effets respiratoires :* ralentissement, diminution d'amplitude et modification du rythme.

II° *Par des effets cardiovasculaires,* à savoir : abaissement progressif de la pression, diminution du nombre des pulsations, modification du rythme.

Ce qui est surtout important pour nous, c'est de savoir si le dormiol ne présente pas sur le chloral quelque avantage en ce qui concerne les effets cardiovasculaires et respiratoires.

Sous ce rapport, il nous semble résulter des expériences précitées, d'abord pour ce qui concerne les effets respiratoires, que si pour la diminution de fréquence et les modifications du rythme il n'y a pas de différence notable entre les deux corps, par contre, avec le dormiol, la diminution de l'amplitude des mouvements respiratoires est moins précoce qu'avec le chloral. La respiration garde pendant plus longtemps son amplitude normale et il faut par conséquent une quantité de dormiol relativement élevée, pour que cette diminution d'amplitude apparaisse nettement.

Pour ce qui a trait aux effets cardiovasculaires, on constate également, que l'énergie et la forme des pulsations sont moins rapidement atteintes qu'avec le chloral. Avec cette dernière substance les modifications du pouls apparaissent tôt, sont presque simultanées avec les modifications de la respiration; avec le dormiol, au contraire, le pouls conserve pendant longtemps sa forme et son énergie première.

Quant à la fréquence du pouls, elle diminue avec le dormiol comme avec le chloral; c'est ce qui fait le caractère dominant de l'action des deux corps. Toutefois avec le dormiol le nombre des pulsations se maintient, au début, pendant plus longtemps au voisinage du chiffre normal.

Enfin, sur la pression sanguine, l'action des deux substances est identique: dès le début de l'intoxication la pression s'abaisse, et cet abaissement se poursuit sans temps d'arrêt, sans qu'il y ait un plateau, cela en tous cas jusqu'à suppression de la respiration normale.

Mais là où les deux médicaments nous paraissent différer sensiblement, c'est en ce qui concerne leur toxicité relative, ou plus particulièrement la quantité nécessaire pour déterminer l'arrêt de la respiration. En effet, en prenant la moyenne des quantités employées, on arrive à reconnaître, qu'une dose de dormiol de 1,04 gr. par kilogramme produit l'arrêt de la respiration chez le lapin d'un poids moyen, et d'autre part qu'il suffit de 0,59 gr. d'hydrate de chloral pour arriver au même résultat. Toutefois nous devons dire que la moyenne des poids des lapins intoxiqués par le dormiol est de 1913 gr., tandis que ceux qui ont reçu le chloral donnent une moyenne de 1757 gr., or, d'une manière générale, la toxicité du dormiol comme celle du chloral est, selon la règle générale en toxicologie, en rapport inverse avec le poids de l'animal. Mais ici la différence de poids est trop minime pour expliquer à elle seule, celle que nous constatons entre les équivalents de toxicité.

Certes, les conditions d'expérimentation n'étaient pas rigoureusement identiques dans les deux cas. Nous employons en effet, à chaque injection, au point de vue de la contenance en chloral, une quantité supérieure de cette dernière substance dans les expériences avec le dormiol, que dans celles avec l'hydrate de chloral ; seulement si nous tenons compte de cette différence de quantité de chloral employé à chaque injection, nous arrivons à reconnaître au dormiol une toxicité encore moindre que celle que nous disions tout à l'heure.

Pour apprécier exactement les effets cardiovasculaires et respiratoires, qui nous intéressent plus particulièrement, dans la série d'expériences que nous avons décrites, il faut chercher à établir une moyenne de leur importance, calculée d'après les données de ces recherches. De plus, il est préférable de rapporter la valeur numérique de ces données différentes à un chiffre unique 100, pris comme représentant l'état normal soit au point de vue du nombre des pulsations, soit au point de vue des millimètres de mercure donnant la pression sanguine, soit enfin au point de vue du nombre des mouvements respiratoires dans la minute.

En partant de ce principe nous avons obtenus, tant pour le dormiol que pour le hydrate de chloral, les deux tableaux de chiffres ci-joints :

DORMIOL

Each experiment column group lists: **Temps** · **Pression sanguine en mm. de Hg.** · **Nombre des pulsations par minute.** · **Nombre des respirations par minute.**

EXPÉRIENCE IX — Lapin de 1895 gr.

Temps.	Pression sanguine	Nombre des pulsations	Nombre des respirations
	100	100	100
après 20'	97	104	63
» »	71	100	43
» »	61	92	36
» »	50	77	13
» »	45	65	8
» »	31	51	3
» »	18	42	5
» 7'			0

EXPÉRIENCE X — Lapin de 1670 gr.

Temps.	Pression sanguine	Nombre des pulsations	Nombre des respirations
	100	100	100
après 30'	77	105	90
» »	60	93	71
» »	53	87	13
» »	51	66	5
» 7'			0

EXPÉRIENCE XI — Lapin de 1635 gr.

Temps.	Pression sanguine	Nombre des pulsations	Nombre des respirations
	100	100	100
après 10'	84	101	73
» »	74	94	67
» »	73	89	60
» »	65	80	40
» »	45	71	2
» 5'			0

EXPÉRIENCE XII — Lapin de 1830 gr.

Temps.	Pression sanguine	Nombre des pulsations	Nombre des respirations
	100	100	100
après 10'	91	96	60
» »	86	88	54
» »	79	82	40
» »	17	16	10
» »	35	62	14
» »			0

EXPÉRIENCE XIII — Lapin de 2221 gr.

Temps.	Pression sanguine	Nombre des pulsations	Nombre des respirations
	100	100	100
après 10'	85	98	108
» »	72	101	75
» »	70	92	72
» »	52	88	83
» »	33	81	75
» »	26	75	61
» »	17	71	83
» »	15	62	28
» »			0

EXPÉRIENCE XIV — Lapin de 2022 gr.

Temps.	Pression sanguine	Nombre des pulsations	Nombre des respirations
	100	100	100
après 10'	100	100	65
» »	78	101	48
» »	61	93	25
» »	39	73	10
» »	22	65	13
» 7'			0

EXPÉRIENCE XV — Lapin de 2121 gr.

Temps.	Pression sanguine	Nombre des pulsations	Nombre des respirations
	100	100	100
après 10'	94	99	93
» »	70	120	62
» »	60	101	67
» »	54	78	58
» »	29	69	27
» »	16	55	27
» 8'			0

Quantités de dormiol ayant produit l'arrêt de la respiration :

IX	X	XI	XII	XIII	XIV	XV
1,18 gr. dormiol par kilogr. de son poids.	0,80 gr. dormiol par kilogr. de son poids.	1,0 gr. dormiol par kilogr. de son poids.	0,98 gr. dormiol par kilogr. de son poids.	1,28 gr. dormiol par kilogr. de son poids.	0,89 gr. dormiol par kilogr. de son poids.	1,06 gr. dormiol par kilogr. de son poids.

En moyenne 1,04 gr. dormiol par kilogramme, pour un lapin d'un poids (moyen) de 1913 gr.

La respiration artificielle a prolongé la vie du cœur de 1 h. 20' (chiffre moyen).

HYDRATE DE CHLORAL

Expérience I — Lapin de 1912 gr.

Temps	Pression sanguine en mm. de Hg.	Nombre des pulsations par minute.	Nombre des respirations par minute.
	100	100	100
après 20'	89	95	95
» »	63	85	79
» »	54	77	71
» »	42	71	43
» »	52	50	12
» »	45	62	7
» 5'			0

Expérience II — Lapin de 1429 gr.

Temps	Pression sanguine en mm. de Hg.	Nombre des pulsations par minute.	Nombre des respirations par minute.
	100	100	100
après 30'	80	96	75
» »	65	77	64
» »	31	61	27
» 4'			0

Expérience III — Lapin de 1660 gr.

Temps	Pression sanguine en mm. de Hg.	Nombre des pulsations par minute.	Nombre des respirations par minute.
	100	100	100
après 10'	93	97	82
» »	61	97	82
» »	40	92	54
» »	28	71	12
» »	14	57	6
» 5'			0

Expérience IV — Lapin de 1960 gr.

Temps	Pression sanguine en mm. de Hg.	Nombre des pulsations par minute.	Nombre des respirations par minute.
	100	100	100
après 10'	89	99	68
» »	72	86	53
» »	57	85	42
» »	30	83	42
» »	33	75	32
» »	30	66	21
» »	26	58	21
» 3'			0

Expérience V — Lapin de 1497 gr.

Temps	Pression sanguine en mm. de Hg.	Nombre des pulsations par minute.	Nombre des respirations par minute.
	100	100	100
après 10'	90	88	100
» »	60	79	100
» »	40	70	64
» 4'			0

Expérience VI — Lapin de 1580 gr.

Temps	Pression sanguine en mm. de Hg.	Nombre des pulsations par minute.
	100	100
après 10'	91	97
» »	75	89
» »	45	80
» 4'		0

Expérience VII — Lapin de 1807 gr.

Temps	Pression sanguine en mm. de Hg.	Nombre des pulsations par minute.	Nombre des respirations par minute.
	100	100	100
après 10'	66	104	69
» »	56	96	62
» »	44	81	19
» 7'			0

Expérience VIII — Lapin de 2150 gr.

Temps	Pression sanguine en mm. de Hg.	Nombre des pulsations par minute.	Nombre des respirations par minute.
	100	100	100
après 10'	84	100	100
» »	76	104	108
» »	72	96	92
» »	51	105	85
» »	41	112	77
» »	31	97	77
» »	31	91	46
» »	25	67	46
» »	22	76	11
» 4'			0

Quantités d'hydrate de chloral ayant produit l'arrêt de la respiration :

- **I.** 0,61 gr. hydrate de chloral par kilogramme.
- **II.** 0,498 gr. hydrate de chloral par kilogramme.
- **III.** 0,57 gr. hydrate de chloral par kilogramme.
- **IV.** 0,77 gr. hydrate de chloral par kilogramme.
- **V.** 0,44 gr. hydrate de chloral par kilogramme.
- **VI.** 0,42 gr. hydrate de chloral par kilogr.
- **VII.** 0,42 gr. hydrate de chloral par kilogramme.
- **VIII.** 0,89 gr. hydrate de chloral par kilogramme.

En moyenne 0,59 gr. d'hydrate de chloral par kilogramme, pour un lapin d'un poids (moyen) de 1757 gr.

La respiration artificielle a prolongé la vie du cœur de 1 heure (chiffre moyen).

| XIV 22 gr. | | EXPÉRIENCE XV — Lapin de 2121 gr. | | | |
Nombre des pulsations par minute.	Nombre des respirations par minute.	Temps.	Pression sanguine en mm. de Hg.	Nombre des pulsations par minute.	Nombre des respirations par minute.
100	100		100	100	100
100	65	après 10′	94	99	93
101	48	» »	70	120	62
93	25	» »	60	101	67
73	10	» »	54	78	53
65	13	» »	29	69	27
	0	» »	16	55	27
		» 8′			0

iration :

ormiol son poids.	1,06 gr. dormiol par kilogr. de son poids.

CHAPITRE III

**Effets sur le lapin du dormiol injecté à dose hypnotique.
Comparaison avec le chloral.**

Au cours des expériences précédentes nous avons cru remarquer que, en établissant la respiration artificielle au moment où la mort est imminente, et en continuant les injections, on obtenait avec le dormiol une survie du cœur supérieure à celle, que donnait le chloral. En prenant la moyenne des chiffres obtenus, on arrive à une survie de 1 h. 20 min. pour le dormiol et de 1 h. seulement pour l'hydrate de chloral. Ce fait eût indiqué, que la première de ces substances atteignait d'une façon moins puissante la vitalité de l'organe central de la circulation. Mais il est si difficile de se placer dans des conditions d'expérimentation exactement identiques, que cette donnée n'a qu'une valeur relative ; nous en avons eu la preuve directe ; car de nouvelles expériences faites d'après le même type nous ont donné des moyennes notablement moins différentes. Nous avons donc été amenés à rechercher par un autre procédé si le dormiol avait quelques notables avantages sur le chloral hydraté, en ce qui regarde les effets cardiovasculaires.

Il est à remarquer, que sauf de rares exceptions, ce que en thérapeutique l'on réclame du chloral, ce sont les effets hypnotiques et non ses qualités d'anesthésique général ; le fait est encore plus absolu en ce qui concerne le dormiol.

Ce qu'il était donc intéressant d'établir, c'est, si au moment où l'un et l'autre de ces corps amènent le sommeil, ils dépriment tous deux au même degré l'énergie du cœur et la tension sanguine ou bien si à cet égard l'un d'eux se montre moins nocif que l'autre.

§ I. Détermination de la dose hypnotique du dormiol introduit dans l'appareil vasculaire

Pour procéder à ces expériences nouvelles, il nous fallait établir d'abord, quelle est chez le lapin la dose somnifère du chloral et du dormiol, lorsque ces substances sont administrées par voie vasculaire.

Notre première série d'expériences ne pouvait nous fournir à cet égard que des indications tout à fait approximatives; en effet, le procédé employé ne permettait pas de suivre et d'apprécier convenablement les phénomènes de sédation et d'hypnose. On peut, à la rigueur, induire du fait que l'animal ne se débat plus, et que sa respiration s'est régularisée, qu'il est probablement endormi, mais le sommeil obtenu dans des conditions s'éloignant tellement des conditions naturelles, ne peut pas permettre des déductions applicables en clinique. Aussi avons-nous entrepris une série de recherches destinées à établir la dose, qui produit le sommeil en laissant les animaux libres. Les solutions employées étaient titrées à $10\,^0/_0$ et à $1\,^0/_0$. Comme voie d'introduction des corps nous employons la veine auriculaire postérieure. L'injection était poussée lentement, à raison de 2 cm. c. par minute. Certains animaux ont servi à plusieurs reprises; mais nous laissions alors un intervalle de plusieurs jours entre deux expériences successives.

De ces expériences comparatives et abstraction faite des réactions individuelles, nous croyons pouvoir tirer les conclusions suivantes :

1° L'équivalent toxique des deux substances varie suivant le poids absolu de l'animal et cela en rapport inverse de ce poids.

2° A dose correspondante, l'action hynoptique n'a pas semblé varier d'une façon appréciable suivant l'état de concentration de la solution.

3° Dans des conditions semblables d'expérimentation, le pouvoir hypnotique du dormiol nous paraît légèrement inférieur à celui de l'hydrate de chloral.

L'effet hypnotique du dormiol ne devient appréciable qu'à partir de la dose de 0,10 gr. par kilogr. de lapin; mais souvent avec cette quantité on n'obtient qu'un sommeil léger et de courte durée et parfois seulement de la sédation; de sorte que, pour provoquer un sommeil profond et d'environ une heure de durée, il faut porter la dose à 0,12 gr. par kilogr. de poids.

Avec de très faibles doses, on n'observe parfois qu'une légère excitation passagère; il arrive même qu'il ne se produise rien d'appréciable.

Comme exemple, voici le résumé de quelques expériences.

Expérience XVI.

Lapin de 1405 gr. Injection dans la veine auriculaire postérieure de 0,09 gr. dormiol par kilogr. de poids.

N'a point présenté de phénomène d'hypnose. Il paraît complètement normal, il marche et flaire les objets qui sont à sa portée. Nous n'avons constaté chez lui qu'un léger ralentissement de la respiration et un faible degré de myosis, qui ont disparu au bout de 15'.

Expérience XVII.

Un lapin de 2220 gr. reçoit dans la veine postérieure de l'oreille 0,222 gr. de dormiol, soit 0,10 gr. par kilogr.

Heures

4.45′   Injection. L'animal se débat pendant l'injection.

4.50′   Paraît endormi; yeux demi-fermés.

4.55′   Demi-décubitus latéral. Respiration régulière, ralentie. Mouvements péristaltiques de l'intestin exagérés. Quand on l'excite il réagit puis reprend son aspect endormi. Léger myosis.

5   Reprend son attitude normale. Il est somnolent. Dirige le pavillon de l'oreille du côté d'où vient un bruit. Myosis accentué. La main appliquée sur le corps de l'animal perçoit un tremblement fibrillaire à oscillations rapides. Réflexes cornéen et palpébral normaux. Réflexe rotulien de même.

5.20′   Le tremblement est devenu visible. Le lapin est presque entièrement réveillé.

Température rectale 38°. Avant l'injection elle mesurait 38°6.

Expérience XVIII.

Lapin de 2180 gr., reçoit dans la veine marginale postérieure de l'oreille 0,218 gr. dormiol, soit 0,10 gr. par kilogr. de son poids.

Heures

4   Température rectale 38°. Injection.

4.5′   Hypnotisable; sommeille.

4.15′   Péristaltisme intestinal exagéré. Yeux ouverts.

Heures.

4.20' Demi-décubitus latéral, la tête appuyée sur la table
entre les pattes écartées. Respiration ralentie. Réflexes normaux.

4.30' Commence à se réveiller. Reprend son attitude normale. Léger tremblement musculaire. Péristaltisme intestinal exagéré.

4.45' Presque entièrement réveillé. Température rectale
37°5.

Expérience XIX.

*Lapin de 1580 gr. Injection (dans la veine marginale postérieure
de l'oreille) de 2 cm.³ de solution de dormiol, soit 0,20 centigr.
dormiol (= 12,65 par kilogr.).*

Heures

4.28' Température rectale 38°. Injection.

4.30' La tête s'incline graduellement vers le sol et bientôt
appuye sur la table. Se laisse mettre en décubitus latéral.

Ne réagit pas quand on frappe sur la table sur laquelle il repose. La sensibilité à la douleur est affaiblie
et il semble y avoir retard dans la perception. Le
réflexe cornéen est affaibli; celui de la paupière également. Le réflexe rotulien est plutôt exagéré. Myosis
léger.

4.40' Dort en décubitus latéral.

4.50' Température rectale 37°8. Commence à se réveiller.
Réagit mieux quand on l'excite.

5 Tremblement fibrillaire. Le myosis persiste. L'animal
cherche à se lever, mais il glisse sur ses pattes.

5.30' Température 37°5. Encore légèrement somnolent; le
tremblement a diminué; replacé dans sa cage se met à
manger.

Ce même animal avait servi 5 jours auparavant pour une expérience avec le chloral, dont on trouvera plus loin la relation; expérience qui n'avait laissé après elle aucun trouble apparent.

Expérience XX.

Lapin de 1285 gr. reçoit 0,124 gr. de dormiol dans la veine de l'oreille (1,6 cm.³ d'une solution de dormiol à 10 °/₀.)

Le sommeil, qui d'ailleurs n'a rien présenté de particulier à noter, a duré chez cet animal de 4 h. 10 jusqu'à 6 h., donc 1 h. 50'. La température est descendue de 39° à 38°2.

Expérience XXI.

Lapin de 2290 gr. Reçoit dans la veine de l'oreille 27,5 cm.³ d'une solution de dormiol à 1 °/₀, soit 0,12 centigr. par kilogr. de poids.

Heures

4.10'	Température rectale 38°5.
4.15'-4.29'	Injection. Pendant l'injection l'animal se débat.
4.30'	Air endormi, yeux demi-fermés; léger myosis; graduellement sa tête s'incline vers le sol.
4.40'	L'animal fait quelques mouvements maladroits, titube, puis reprend son attitude première. Quand on veut le mettre en décubitus latéral il résiste. Réflexes cornéen et palpébral conservés. Myosis disparu. Les mouvements péristaltiques de l'intestin sont exagérés. Réflexe rotulien plutôt exagéré.
4.50'	La sensibilité persiste, mais elle est affaiblie.

5   A repris son attitude normale; sommeille.

5.15′   Commence à se réveiller, flaire autour de lui les différents objets; glisse sur ses pattes, mâchonne.

5.30′   Température 38°. Il est encore un peu somnolent.

Expérience XXII.

Lapin de 1730 gr. reçoit dans la veine auriculaire post. 41,5 cm. d'une solution de dormiol à 1 %, soit 0,24 centigr. par kilog. de poids.*

Heures

5.30′   Temp. rect. 38.

5.30′ — 5.50′ Injection.

    Avant même la fin de l'injection la tête de l'animal appuyait contre la table. La pupille, après un fort myosis, a repris ses dimensions normales presque complètement.

5.50′   Résolution musculaire complète. L'animal, comme inerte, se laisse mettre dans toutes les positions.

    Respiration fortement ralentie, la fréquence du pouls est également diminuée.

    Le réflexe de la cornée très affaibli. La pupille réagit à la lumière.

6.   Réagit au pincement, mais avec retard et faiblement. Péristaltisme intestinal exagéré.

6.10′   Temp. 36°,7. Dort, dans le décubitus latéral. Expulse des matières normales.

6.20′   Réflexe patellaire bien conservé. — Myosis presque disparu. Tremblement fibrillaire des muscles.

6.40′   Change d'attitude, reste en demi-décubitus latéral. Essaye de marcher, mais il est maladroit.

7.   Temp. 35°, 4. Somnolent. Le tremblement persiste.

Le lendemain l'animal était un peu triste. Il y avait dans sa cage des matières molles, diarhéiques. Le surlendemain il paraissait normal. Son poids, le 4me jour, était de 1665 gr.

Expérience XXIII.

Lapin de 1350 gr. Injection dans la veine auriculaire postérieure, de 32,4 cm³. de solution de dormiol à 1 °/₀, soit 0,24 centigr. par kilogr. de son poids.

Temp. rectale 38°, 7.

4.42' — 5. Injection. L'animal se débat pendant qu'on injecte, mais peu à peu il se calme et sa tête penchait à droite et à gauche avant même la fin de l'injection. Immédiatement après, on constate que la résolution musculaire est complète ; et que le réflexe de la cornée et celui de la paupière sont abolis. Le péristaltisme intestinal est exagéré. Myosis.

5.10'   Temp. 38°. Réflexe patellaire conservé. Pincé, l'animal réagit.

5.30'   Temp. 36°,7. Le réflexe de la cornée réapparaît.

5.50'   Temp. 36°,6.

Un peu réveillé, essaye de se lever, mais retombe et se rendort. Myosis presque disparu. Péristaltisme intestinal très exagéré. Expulse des matières molles.

6.10'   Temp. 36°,6.

Le réflexe de la cornée paraît normal.

6.30'   Temp. 35°,9.

Somnolent, a repris son attitude normale ; les mouvements sont maladroits. Expulse encore des matières molles, diarhéiques.

Heures

6.50′   Temp. 36°.

Toujours somnolent.

Le lendemain l'animal paraissait légèrement abattu. Trois jours après l'expérience son poids était de 1300 grammes. Normal.

Nous avons maintes fois répété ces expériences et nous sommes arrivés toujours à des résultats semblables à ceux dont nous venons de donner la relation. Même succession de phénomènes et sommeil variant au point de vue de la durée dans des limites assez étroites.

D'autre part nous avons fait des expériences semblables avec l'hydrate de chloral. Nous n'en donnerons point la description, qui serait trop semblable à ce que nous venons de voir se produire sous l'influence du dormiol. Nous nous bornerons à signaler seulement ce qui, dans nos expériences, nous a paru différer, suivant que nous employions à dose hypnotique, l'une ou l'autre des deux substances.

§ 2. Caractères de l'hypnose par le dormiol.

Le sommeil produit par le dormiol arrive lentement, progressivement, sans jamais être précédé de cette période d'inquiétude et d'agitation, que l'on observe assez souvent avec l'hydrate de chloral; il est bon d'ajouter cependant que plus d'une fois cette période manquait et que nos lapins s'endormaient avec le chloral aussi tranquillement que s'ils avaient reçu du dormiol. A mesure que l'effet de la dose administrée s'épuise, le réveil commence, graduel et progressif lui aussi; et bientôt l'animal paraît complètement normal. Après les fortes doses d'hydrate de chloral on constate d'habitude un état d'abattement plus prononcé qu'après des doses égales de dormiol.

Sur la température l'action du dormiol est généralement bien moins puissante que celle du chloral; l'abaissement qu'il produit est de peu d'importance. Exceptionnellement nous l'avons vu produire un fort abaissement, plus considérable même que celui, que l'hydrate de chloral avait produit.

En voici un exemple :

Un lapin de 1686 gr. reçoit dans la veine auriculaire postérieure à 15' d'intervalle, 4 injections avec une solution de dormiol à 10 %. Chaque injection était de 1 cm.^{3} = 0,10 gr. de dormiol, il avait donc reçu en tout 0,40 centigr., soit 0,237 gr. par kilogr. de son poids.

Sa température initiale était de 38°,2 et deux heures et demie après elle était descendue à 35°,6.

Le même animal, quatre jours après, ne pesant que 1635 gr. reçoit 8 injections d'une solution à 10 % d'hydrate de chloral, chaque injection ayant la même valeur que les précédentes, l'animal avait reçu environ 0,41 gr. de chloral hydraté par kilogr. de son poids. Avant l'injection sa température rectale mesurait 38° et après 2 h. $\frac{1}{2}$ elle était de 36°,5. La température du laboratoire dans les deux cas était en moyenne de 12° C.

Mais il est deux phénomènes qui sont constants et qui nous ont paru notablement différents suivant qu'il s'agissait de l'une ou de l'autre des deux substances que nous étudions. C'est d'abord l'exagération des mouvements péristaltiques de l'intestin, que produit le dormiol, même à faible dose; action que l'hydrate de chloral ne possède pas.

Ensuite, c'est le tremblement fibrillaire des muscles, que nous avons mentionné dans nos observations sur le dormiol. Ce tremblement apparaît, il est vrai, avec le chloral aussi, mais moins régulièrement et il est moins prononcé.

Nous ne pensons pas que l'abaissement de la température soit la principale cause de ce trouble; s'il en était ainsi, il devrait être plus accentué avec le chloral qu'avec le dormiol et c'est ce pendant l'inverse qui a lieu; du reste on l'observe aussi bien en été qu'en hiver.

Quant à l'action du dormiol sur les réflexes, il nous a semblé que les doses modérées exagéraient généralement les réflexes tendineux; avec des doses plus fortes, mais pas nécessairement léthales on constate l'affaiblissement et enfin leur abolition. Enfin pour ce qui concerne les réflexes cornéen et palpébral, on constate également leur affaiblissement et enfin leur disparition, avec des doses n'entraînant pas fatalement la mort; mais contrairement à l'assertion de quelques observateurs, nous croyons que c'est le réflexe palpébral qui disparaît le dernier.

§ 3. COMPARAISON ENTRE LES EFFETS CARDIOVASCULAIRES DU DORMIOL ET CEUX DU CHLORAL LORSQU'ON INJECTE CES SUBSTANCES A DOSE HYPNOTIQUE.

Comme nous l'avons dit plus haut, nous avions pour but, en fixant chez le lapin la dose hypnotique du chloral et du dormiol injectés dans les vaisseaux, d'étudier comparativement les effets cardiovasculaires et respiratoires de ces deux substances. Cette étude constitue du reste le principal objectif de nos recherches. Rappelons, que cette dose est de 0 gr. 12 de dormiol par kilogr. de lapin ; et bien qu'à cette dose-là le dormiol offre comme hypnoptique une légère infériorité sur le chloral, nous avons utilisé ce dernier à même dose pour obtenir avec l'une et l'autre substance des graphiques au moyen du kymographion de Ludwig.

Cependant, comme pour ces expériences nous voulions employer encore l'injection dans le bout central de l'artère fémorale, nous avons tenu à nous assurer, qu'il n'y avait pas de différence appréciable au point de vue hynoptique, entre les effets de l'injection intraveineuse et ceux de l'injection intra-artérielle.

Voici, en résumé, la relation de cette expérience préliminaire :

Expérience XXIII.

Lapin de 1300 gr. Injection intra-artérielle de 15,6 cm³. de solution de dormiol à 1 °/₀, soit 0,12 gr. dormiol par kilogr. de son poids.

L'animal, attaché sur le plateau de Malassez, pour faire l'injection (qui a duré 8′, de 4 h. 45′ à 4 h. 53′), a été laissé en liberté une fois l'injection finie.

On constate l'exagération du péristaltisme intestinal avant même la fin de l'injection.

Heures

4.55′ — Réflexe cornéen affaibli, le réflexe patellaire plutôt exagéré. Dort en décubitus latéral.

5.25′ — Commence à se réveiller. Tremblement fibrillaire des muscles.

5.50′ — Presque entièrement réveillé, mais abattu, incapable de marcher quand on l'excite. Le tremblement persiste.

6.45′ — Toujours abattu.

7. — L'abattement est un peu moins prononcé.

Cette expérience permettait de conclure que, d'une manière générale, les phénomènes d'hypnose ne présentent pas en somme de différence sensible suivant qu'on emploie la voie veineuse ou bien l'injection intra-artérielle.

§ 4. Relation des effets cardiovasculaires et respiratoires de l'hydrate de chloral a dose hypnotique.

Expérience XXIV [1].

Lapin de 1985 gr. Injection dans le bout central de l'artère fémorale de 23,8 cm³. de solution d'hydrate de chloral à 1 %, soit 0,12 gr. par kilog. de poids.

Heures	Pression sanguine en mm. de Hg	Nombre des pulsations par minute	Nombre des respirations par minute	Observations
4.30′	100	249	42	Tracé normal. Animal vif, se débat souvent.
4.31′				Début de l'injection.
4.40′	98	252	35	La pression commence à devenir uniforme. Le rythme cardiaque n'est pas modifié. La respiration est régulière, diminuée d'amplitude. Exophtalmos. L'animal est calme.
4.43′				Fin de l'injection.
4.45′				Pouls bigéminé. Réflexe de la cornée très affaibli.
4.50′	92	252	32	Pression et rythme cardiaque variables. Pouls légèrement diminué d'amplitude. Respiration superficielle assez

[1] Le procédé opératoire était le même que pour les expériences précédentes (voir page 24).

Heures	Pression sanguine en mm. de Hg	Nombre des pulsations par minute	Nombre des respirations par minute	Observations
				régulière. De temps à autre et sans provocation l'animal se débat. Exophtalmos moins prononcé.
5	94	249	33	Pression et rythme cardiaque plus réguliers. L'amplitude du pouls paraît normale. Pas de changement du côté de la respiration. Réflexe cornéen moins affaibli. Myosis.
5.10′	94	243	32	Réflexe de la cornée presque normal.
5.20′	94	237	32	Le myosis s'est accentué.
5.30′	94	234	32	La pression est régulière. La forme et l'énergie des pulsations paraissent normales. La respiration est plus ample et régulière.
5.38′				A partir de ce moment l'animal reçoit toutes les minutes 1 cm³. de solution de chloral à 10 %.
5 40′	86	219	32	Pouls augmenté d'amplitude, irrégulier, faux pas.
5.43′				Respiration par moments très superficielle, s'inscrivant à peine.
5.48′				Pouls ample, complètement ir-

Heures	Pression sanguine en mm. de Hg	Nombre des pulsations par minute	Nombre des respirations par minute	Observations
				régulier. Respiration rare et très superficielle. Pupilles punctiformes.
5.50′	52	120	0	
5.51′		0		

Autopsie. Cœur arrêté en diastole. Les excitations mécaniques provoquent encore des contractions. Rien de particulier du côté des poumons. Reins congestionnés dans la zone intermédiaire et la corticale. Vessie contenant 20 gr. d'urine albumineuse. Rien à noter du côté des autres viscères.

Expérience XXV.

Lapin de 1680 gr. Injection intra-artérielle de 20,1 cm.^{3} de solution de chloral hydraté à 1 °/₀, soit 0,12 par kilogramme de poids.

Heures	Pression sanguine en mm. de Hg	Nombre des pulsations par minute	Nombre des respirations par minute	Observations
4.29′	84	252	45	Normal. Animal assez tranquille.
4.30′				Début de l'injection.
4.39′	68	237	30	Pression régulière. Pulsations diminuées d'amplitude, rythme variable. Mouvements respiratoires diminués d'amplitude. L'animal est complètement tranquille.

Heures	Pression sanguine en mm. en Hg	Nombre des pulsations par minute	Nombre des respirations par minute	Observations
4.40′				Pouls bigéminé. Quelques faux pas du cœur. Respiration d'amplitude variable, mais en général diminuée.
4.41′				Fin de l'injection.
4.49′	84	237	33	Le pouls a repris son amplitude initiale. De temps à autre rythme couplé. Le réflexe de la cornée et celui de la paupière sont très affaiblis. Myosis.
4.59′	82	225	30	Rythme du cœur variable; faux pas. Respiration superficielle en général, mais d'amplitude variable.
5.9′	84	213	32	Pas de changement.
5.19′	84	198	30	L'amplitude du pouls est légèrement augmentée. Il est régulier. La respiration est irrégulière.
5.29′	86	186	21	Rythme cardiaque normal. Même état de la respiration que précédemment.
5.39′	86	183	27	Pouls régulier, augmenté d'amplitude. Cheyne-Stokes incomplet, sans période d'apnée proprement dit.

Heures	Pression sanguine en mm. de Hg	Nombre des pulsations par minute	Nombre des respirations par minute	Observations
				De temps à autre l'animal se débat.
5.49′	93	183	30	Même état que précédemment pour ce qui concerne le pouls et la respiration. Les réflexes cornéen et palpébral normaux. Myosis moins prononcé.
5.50′				A partir de là, nous injectons de minute en minute 1 cm.^{3} de solution à 10 %.
5.53′				Disparition du réflexe de la cornée. Le palpébral très affaibli existe encore. La pression est régulière; le pouls est ample, régulier. La respiration s'est régularisée, son amplitude a augmenté.
5.54′				Rythme cardiaque couplé.
5.56′				Pouls petit, irrégulier; nombreux faux pas. Respiration régulière, peu ample.
6	35	210	20	Les pulsations s'inscrivent à peine. L'amplitude de la respiration diminue progressivement.
6.10′			0	

L'animal a reçu en total 1,27 gr. d'hydrate de chloral, soit 0,761 gr. par kilogr.

Autopsie. — Cœur arrêté en diastole. Les excitations mécaniques ne provoquent que de très faibles contractions. Quelques foyers de congestion pleurale. Les reins sont hyperémiés dans la zone corticale. La vessie contient de l'urine sanguinolente.

Expérience XXVI. (Résumée.)

Lapin de 2025 gr. Injection intra-artérielle de 24,3 cm³. de solution d'hydrate de chloral (0,12 gr. par kilogr. de poids).

Heures	Pression sanguine en mm. de Hg	Nombre des pulsations par minute	Nombre des respirations par minute
9.10′	77	267	42
9.12′-9.25′	Injection.		
9.20′	69	261	43
9.30′	74	255	32
9.40′	80	261	32
9.50′	76	250	32
10	71	240	32
10.10′	67	234	33
10.20′	72	234	33

Expérience XXVIII. (Résumée.)

Lapin de 2035 gr. Injection intra-artérielle de 25 cm.³ de solution d'hydrate de chloral (0,12 gr. par kilogr de poids).

Heures	Pression sanguine en mm. de Hg	Nombre des pulsations par minute	Nombre des respirations par minute
10	93	252	63
10 - 10.14′	Injection.		
10.10′	99	195	51
10.20′	86	246	45

Heures	Pression sanguine en mm. de Hg	Nombre des pulsations par minute	Nombre des respirations par minute
10.30'	88	237	48
10.40'	85	240	48
10.50'	86	243	54
11	82	238	51
11.10'	83	234	51
11.14'	80	232	54
11.20'	On prend le 0 manométrique.		

Fermeture des plaies. Guérison.

Expérience XXIX. (Résumée.)

Lapin de 2210 gr. Injection intra-artérielle de 26,5 cm.³ de solution d'hydrate de chloral, soit 0,12 gr. par kilogr. de son poids.

Heures	Pression sanguine en mm. de Hg	Nombre des pulsations par minute	Nombre des respirations par minute
9	51	240	64
9.1' - 9.14'	Injection.		
9.10'	47	282	45
9.20'	42	303	42
9.30'	41	291	45
9.40'	40	282	48
9.50'	38	267	53
10	40	261	51
10.10'	41	255	51
10.14'	42	255	51
10.20'	0 manométrique.		

Expérience XXX.

Lapin de 1885 gr. Injection intra-artérielle de 45,4 cm.³ de solution d'hydrate de chloral à 1 °/₀, soit 0,24 gr. par kilogr. de poids.

Heures	Pression sanguine en mm. de Hg	Nombre des pulsations par minute	Nombre des respirations par minute	Observations
5.4′	94	216	29	Tracé normal. Animal tranquille.
5.5′				Début de l'injection.
5.14′	94	234	29	Rythme cardiaque variable, tantôt le trigéminé prédomine et tantôt le rythme couplé ; quelques faux pas. Mouvements respiratoires diminués d'amplitude.
5.24′	88	249	27	Pression variable, pouls diminué d'amplitude, irrégulier ; faux pas nombreux. Amplitude respiratoire variable, l'inspiration est prolongée. L'animal dort. Les plaies de la région inguinale et celle du cou saignent, par suite de la forte dilatation des petits vaisseaux.
5.28′				Fin de l'injection. De temps à autre le pouls reprend un peu de régularité.
5.34′	30	189	8	Grandes irrégularités de la pression et du pouls. Pulsations à peine

Heures	Pression sanguine en mm. de Hg	Nombre des pulsations par minute	Nombre des respirations par minute	Observations
				comptables pendant les périodes d'apnée.
				Respiration de Cheyne-Stokes.
5.36′				
				Abolition du réflexe cornéen. Myosis.
5.37′				La pression monte brusquement.
				Le pouls et la respiration redeviennent réguliers et amples.
5.44′	62	234	24	
				Pression sanguine variable ; pouls moins régulier ; respiration ample et assez régulière.
5.54′	60	228	24	
				Fortes variations de tension. Pouls irrégulier, faux pas. Réapparition du rythme de Cheyne-Stokes.
6.4′	67	223	25	
				Pression plus régulière. Pouls moins irrégulier, mais peu ample. Respiration plus superficielle, mais régulière.
6.14′	68	219	24	
				Même état. Tremblement fibrillaire continu, entrecoupé de secousses du corps entier.
6.24′	68	216	22	

Heures	Pression sanguine en mm. de Hg	Nombre des pulsations par minute	Nombre des respirations par minute	Observations
				Même état.
6.34'	68	213	21	Le pouls a gagné en régularité et en amplitude.
				Du côté de la respiration pas de changement.
				Le tremblement continue et les secousses généralisées sont plus fréquentes.
6.44'				On prend le 0 manométrique.

La carotide est sectionnée entre deux ligatures. On lie aussi la fémorale. La plaie du cou et celle de la région du triangle de Scarpa sont fermées par des points de suture.

L'animal commence à se réveiller, mais garde le décubitus latéral et tremble. Chaque fois qu'on le déplace le tremblement augmente fortement d'intensité, devient presque convulsif. Le réflexe cornéen est réapparu. Le myosis est moindre.

7.30'   Pas de changement.

Placé dans la cage, il y garde le décubitus latéral.

Mort le surlendemain.

Autopsie. — Cœur en diastole. Poumons : forte congestion généralisée. On constate la présence d'un foyer hémorragique au sommet du poumon droit. Reins congestionnés, surtout dans les régions médulaire et intermédiaire. Vessie vide, rétractée. Autres viscères rien de particulier. L'estomac contient des aliments.

Expérience XXXI.

Lapin de 2070 gr. Injection intra-artérielle de 49,7 cm.³ de solution de chloral à 1 °/₀₀, soit 0,24 ctgr. de chloral par kilogr. de poids.

Heures	Pression sanguine en mm. de Hg	Nombre des pulsations par minute	Nombre des respirations par minute	Observations.
4.44′	82	231	180	Tracé initial. Animal dispnéique.
4.45′				Début de l'injection.
4.46′-5				Grandes oscillations de Traube-Hering.
				Diminution progressive de l'amplitude du pouls.
4.54′	64	246	47	Pouls diminué d'amplitude, rythme couplé.
5.3′				Fin de l'injection.
				Rythme cardiaque variable. L'amplitude respiratoire n'est pas diminuée. Réflexe de la cornée aboli. Exophtalmos.
5.4′	51	261	44	
				La diminution d'amplitude du pouls s'est accentuée. Myosis.
5.14′	50	252	40	
				Rythme cardiaque variable. Respiration régulière uniforme, un peu diminuée d'amplitude.
5.24′	43	235	45	
				Grandes oscillations de Traube-Hering. Pouls régulier. Respiration régulière, d'amplitude notablement augmentée.
5.34′	36	225	45	Pas de changement.
5.37′				Globe oculaire mou, le myosis a diminué.
5.44′	45	222	45	

Heures	Pression sanguine en mm. de Hg	Nombre des pul- sations par minute	Nombre des respi- rations par minute	Observations
				Grandes oscillations de Traube-Hering.
				Pouls régulier, la diminution de son amplitude est moindre ; la respiration est très régulière, ample.
5.51′				Réapparition du réflexe cornéen.
5.54′	43	218	42	
6.1′				Rythme de Cheyne-Stokes.
6.4′	42	216	39	
6.10′				On prend le 0 manométrique.

Ligature de la carotide et de la fémorale. Fermeture des plaies. L'animal est dans une grande prostration. Il tremble, et chaque fois qu'on le déplace le tremblement augmente, pour devenir quasi convulsif. Le réflexe de la cornée presque normal. Le réflexe patellaire normal.

Le lendemain de l'opération il a l'air triste, un peu dyspnéique. Température rectale 37°6 (après midi.)

Trois jours après l'opération, il paraissait encore un peu obnubilé. Température rectale (après midi) 38°5.

Son poids est de 1915 gr.

Sept jours après l'expérience : Le lapin paraît complètement rétabli. Les plaies sont réunies.

§ 5. Relation des effets cardiovasculaires et respiratoires du dormiol employé a dose hypnotique.

Expérience XXXII.

Lapin de 1395 gr. Injection intra-artérielle de 16, 7 cm³. de solution de dormiol à 1 °/₀, soit 0,12 gr. par kilogr. de son poids.

Heures	Pression sanguine en mm. de Hg	Nombre des pulsations par minute	Nombre des respirations par minute	Observations
4.59'	91	246	63	Tracé normal.
5 - 5.8'				Injection.
				Pas de modification notable, soit de la forme, soit de l'énergie des pulsations. Vers la fin de l'injection quelques faux pas du cœur.
				Amplitude respiratoire variable, diminuée d'une manière générale.
5.9'	84	231	51	Pas de changement, ni du pouls, ni du rythme respiratoire. Exagération des mouvements péristaltiques de l'intestin.
5.19'	79	222	44	L'amplitude du pouls n'a pas changé, mais il présente quelques irrégularités. La respiration est plus régulière, plus ample. De temps en temps l'animal se débat. Tremblement musculaire.
5.29'	76	216	45	De temps à autre quelques systoles manquent. L'animal se débat plus souvent.

Heures	Pression sanguine en mm. de Hg	Nombre des pulsations par minute	Nombre des respirations par minute	Observations
5.39′	76	207	41	Pression variable. L'amplitude du pouls est augmentée, les irrégularités sont nombreuses.
				Fréquence respiratoire variable.
5.49′	75	198	35	L'amplitude du pouls est augmentée, les faux pas sont moins nombreux. La pression sanguine est assez régulière.
				Du côté de la respiration, pas de changement.
5.59′	72	186	26	La pression du sang est régulière. Le pouls est ample, régulier. Pas de changement du côté de la respiration.
6.8′	72	177	21	A partir de 6 h. 9′ l'animal reçoit 1 cm.^{3} d'une solution de dormiol à 10 % par minute.
6.16′				Abolition du réflexe cornéen. Le réflexe palpébral très affaibli existe encore.
6.19′	44	129	27	
6.26′			0	A ce moment l'animal avait reçu outre la première injection (de 17 cm.^{3} solut. 1 %) 16 cm.^{3} de la solution à 10 %, soit 1 gr. 65 de dormiol.

Autopsie. Le cœur présente encore de rares contractions. Les poumons présentent des foyers nombreux de congestion. Vers la base du poumon droit, il existe un gros foyer de congestion. Reins hyperémiés, surtout dans la zone médullaire et intermédiaire. La vessie contient de l'urine sanguinolente.

Expérience XXXIII (Résumée.)

*Lapin de 1835 gr. Injection intra-artérielle de 0,22 gr. dormiol,
(22 cm.³ d'une solution à 1 %); donc 0,12 gr. dormiol par
kilogr. de lapin.*

Heures	Pression sanguine en mm. de Hg	Nombre des pulsations par minute	Nombre des respirations par minute	Observations
5.29'	101	240	51	Graphique de l'état normal.
5.30' - 5.39'				Injection. Se débat un peu.
5.39'	96	219	39	
5.40'				Rythme couplé.
5.49'	100	216	42	Rythme couplé. Respiration plus superficielle, régulière ; de temps en temps l'animal se débat.
5.59'	100	210	40	
6.7'				Disparition du pouls bigéminé. Pouls régulier, d'amplitude augmentée.
6.9'	101	204	39	Respiration d'amplitude variable.
6.19'	100	201	42	Pression sanguine régulière. Pas de changement, soit de la forme, soit de l'énergie des pulsations.
6.29'	98	204	36	Le lapin se débat de temps en temps.
6.39'	96	201	33	Pouls régulier, augmenté d'amplitude. Respiration d'amplitude variable.
6.44'	95	192	33	

Heures	Pression sanguine en mm. de Hg	Nombre des pulsations par minute	Nombre des respirations par minute	Observations
6.44′				A partir de ce moment, l'animal reçoit toutes les minutes 1 cm.^{3} de solution de dormiol à 10 %, soit 0,10 gr. par injection.
6.45′	88	186	30	
6.49′	63	177	26	
6.51′				Abolition du réflexe de la cornée et de la paupière (après la VIIIe injection). L'amplitude du pouls augmente.
6.58′	45	102	0	Arrêt respiratoire après la XIVe injection. L'animal a donc reçu en total 1,62 gr. de dormiol, soit 0,88 gr. par kilogr.

Autopsie. — L'auricule se contracte encore, et les excitations mécaniques provoquent encore des contractions. Légère congestion rénale (zone médullaire). Pas d'albumine dans l'urine.

Expérience XXXIV. (Résumée.)

Lapin de 2110 gr. Injection intra-artérielle de 25,4 cm.^{3} de solution de dormiol à 1 % (0,12 gr. par kilogr. de poids).

Heures	Pression sanguine en mm. de Hg	Nombre des pulsations par minute	Nombre des respirations par minute	Observations
9.	93	303	58	Tracé normal.
9.1′-9.12′				Injection.
9.10′	94	291	40	

Heures	Pression sanguine en mm. de Hg	Nombre des pulsations par minute	Nombre des respirations par minute
9.20′	99	288	40
9.30′	98	288	45
9.40′	96	276	45
9.50′	94	279	42
10.	96	270	48
10.10′	94	267	51

Expérience XXXV. (Résumée.)

Lapin de 2115 gr. Injection intra-artérielle de 25,5 cm.³ de solution de dormiol à 1 %ₒ (soit 0,12 gr. dormiol par kilogr. de lapin).

Heures	Pression sanguine en mm. en Hg	Nombre des pulsations par minute	Nombre des respirations par minute
9.55′	100	255	50
10.	94	249	66
10.1′-10.12′		Injection.	
10.10′	89	258	36
10.20′	110	267	35
10.30′	102	255	33
10.40′	92	252	35
10.50′	104	249	37
11.	95	246	37
11.10′	103	246	41

Expérience XXXVI. (Résumée.)

Lapin de 2545 gr. Injection intra-artérielle de 30 cm.³ de solution de dormiol à 1 %ₒ, soit 0,12 gr. par kilogr. de son poids.

Heures	Pression sanguine en mm. de Hg	Nombre des pulsations par minute	Nombre des respirations par minute	
10.	80	231	42	
10.1' — 10.14'				Injection.
10.10'	88	249	42	
10.20'	85	267	42	
10.30'	80	258	42	
10.40'	83	252	41	
10.50'	86	252	41	
11.	92	252	42	
11.10'	94	243	43	
11.20'	93	246	45	

Expérience XXXVII. (Résumée.[1])

Lapin de 2095 gr. Injection intra-artérielle de 25.2 cm.³ de solution de dormiol à 1 %, soit 0,12 gr. de dormiol par kilogr. de son poids.

Heures	Pression sanguine en mm. de Hg	Nombre des pulsations par minute	Nombre des respirations par minute	
4.	50	216	54	
4.1' — 4.13'				Injection.
4.10'	75	183	42	

[1] Dans cette expérience de même que dans l'expérience XXIXme dont nous avons donné plus haut la relation résumée (voir page 93), les lapins présentaient une pression anormalement basse. Le résultat de l'injection s'est montré différent suivant qu'il s'agissait d'hydrate de chloral ou de dormiol: la première de ces substances a produit un notable abaissement de la pression sanguine, la seconde, au contraire, son élévation. De ces deux cas nous ne croyons pas pouvoir tirer des conclusions; aussi les rapportons-nous simplement à titre de documents.

Heures	Pression sanguine en mm. de Hg	Nombre des pul- sations par minute	Nombre des respi- rations par minute
4.20′	74	219	42
4.30′	74	222	42
4.40′	66	219	41
4.50′	67	210	42
5.	68	210	42

Expérience XXXVIII.

Lapin de 1860 gr. Injection intra-artérielle de 44,6 cm.³ de solution de dormiol à 1 %, soit 0,24 gr. de dormiol par kilogr. de lapin.

Heures	Pression sanguine en mm. de Hg	Nombre des pul- sations par minute	Nombre des respi- rations par minute	Observations
4.30′	74	243	42	Tracé normal. Animal tranquille.
4.31′ — 4.49′				Injection.
4.38′				Rythme couplé.
4.40′	62	243	42	
4.42′				Exophtalmos, myosis; réflexe de la cornée très affaibli. L'inspiration tend à se faire en deux temps.
4.50′	54	234	33	Rythme cardiaque variable. La respiration est régulière, uniforme, ample. Myosis moins prononcé. Exagération des mouvements péristaltiques de l'intestin.
5.	44	213	32	Rythme cardiaque variable.

Heures	Pression sanguine en mm. de Hg	Nombre des pulsations par minute	Nombre des respirations par minute	Observations
				Quelques irrégularités. Amplitude du pouls diminuée.
				Pas de changement de la respiration.
5.10′	39	210	33	Pas de changement.
5.20′	43	210	35	Pression sanguine variable.
				Rythme cardiaque couplé. Respiration uniforme, légèrement diminuée d'amplitude.
5.30′	53	222	32	Pas de changement. Expulse des matières normales. Le tremblement fibrillaire des muscles apparaît.
5.40′	53	222	30	Rythme cardiaque variable. Respiration diminuée d'amplitude, régulière.
5.50′	56	222	30	D'abord, pas de changement; ensuite grandes variations de pression, pouls très irrégulier; mouvements respiratoires irrégulièrement espacés par des intervalles d'apnée. L'animal se débat de temps en temps.
6.	55	210	14	Plus de régularité, soit de la pression sanguine, soit du pouls et de la respiration.
6.10′	55	222	25	Rythme couplé. Respiration plus régulière, l'inspiration est prolongée, l'expiration est brusque et brève.

Heures	Pression sanguine en mm. de Hg	Nombre des pulsations par minute	Nombre des respirations par minute	Observations
				Le tremblement a augmenté, il est continu, entrecoupé seulement de temps en temps par une secousse de tout le corps.
6.12′				L'animal expulse de l'urine sanguinolente.
6.20′	57	216	31	Le lapin se débat plus souvent.
6.25′			0	manométrique après ligature de la carotide.

Fermeture des plaies par quelques points de suture. L'animal est détaché. Grande prostration. Tremblement continu, augmentant fortement pour devenir presque convulsif chaque fois qu'on déplace l'animal ou seulement qu'on le touche. Le réflexe de la cornée est encore affaibli, le réflexe patellaire normal sinon exagéré.

Le lendemain l'animal paraît encore obnubilé.

Le surlendemain il expulse encore des matières molles, mais à part cela paraît normal. Température rectale à 38° (l'après-midi).

Cinquième jour après l'opération : Poids 1455 gr. Température rectale 38° (l'après-midi).

Nous avons repris pour une seconde expérience l'animal qui a servi pour celle que nous venons de décrire. Voici, en résumé, la relation de cette nouvelle expérience, qui a eu lieu quinze jours après la première.

Expérience XXXI.

Le lapin ne pèse que 1450 gr., il paraît complètement normal. Nous lui faisons, dans la veine marginale postérieure de l'oreille, une injection de 34,8 cm.³ de solution de dormiol à 1 %, soit 0,24 gr. dormiol par kilogr. de son poids. Une heure et 10′ après cette première injection, nous lui injectons dans le péritoine 15 cm.³ d'une solution de dormiol à 10 %.

Heures	Pression sanguine en mm. de Hg	Nombre des pulsations par minute	Nombre des respirations par minute	Observations
9.	102	249	33	Tracé initial. Respiration régulière.
				Rythme cardiaque variable.
9. 1′-9.18′				Injection.
				D'abord pas de modification appréciable, ni du pouls ni de la respiration; peu à peu le pouls devient plus régulier, le rythme couplé prédomine.
				La respiration s'uniformise, son amplitude augmente légèrement.
9.10′	77	221	33	Pression sanguine régulière.
9.16′				Le réflexe de la cornée est affaibli.
9.20′	71	219	30	
9.25′				Le réflexe de la cornée existe encore.
9.30′	68	213	33	La pression est régulière. Le rythme cardiaque est variable, tantôt couplé, tantôt trigéminé. L'amplitude du pouls est légèrement augmentée.
				Respiration régulière, ample.
9.40′	66	204	35	

Heures	Pression sanguine en mm. de Hg	Nombre des pulsations par minute	Nombre des respirations par minute	Observations
9.45′				Le réflexe de la cornée est moins faible.
9.50′	71	210	69	Rythme cardiaque couplé, présente quelques irrégularités. Respiration régulière.
10.	70	213	87	Réflexe cornéen presque normal. Pendant les manipulations exigées par l'injection intrapéritonéale, l'animal expulse de l'urine sanguinolente.
10.10′				Injection intrapéritonéale de 7 cm.³ de solution de dormiol à 10 %.
10.12′				Injection de 3 cm.³ de la même solution. Les pulsations sont régulières, uniformes, amples. La respiration diminue d'amplitude.
10.13′	56	183	33	
10.14′				Injection de 5 cm.³ de la même solution. Abolition du réflexe cornéen.
10.16′			0	

Pour que l'on puisse se rendre compte d'une façon plus facile et plus rapide des résultats que nous avons obtenus dans cette seconde série d'expériences, nous les résumons sous la forme du tableau suivant :

Moyenne des chiffres indiquant les modifications de la pression, du pouls et de la respiration sous l'influence de doses simplement hypnotiques d'hydrate de chloral et de dormiol.

INJECTION INTRAARTÉRIELLE DE 0,12 GR. PAR KIL. DE POIDS.

HYDRATE DE CHLORAL				DORMIOL			
Temps	Pression sanguine en mm. de Hg	Nombre des pulsations par minute	Nombre des respirations par minute	Temps	Pression sanguine en mm. de Hg	Nombre des pulsations par minute	Nombre des respirations par minute
	100	100	100		100	100	100
Après 10′	94	92	83	Après 10′	99	99	76
» »	95	97	74	» »	103	99	75
» »	98	95	74	» »	99	97	75
» »	96	92	75	» »	98	94	74
» »	94	90	76	» »	100	93	73
» »	93	87	70	» »	99	92	70
» »	94	87	76	» »	100	90	70

Note. En établissant ces moyennes nous n'avons pas tenu compte des expériences XXIX et XXXVII où les animaux présentaient une pression initiale anormalement basse.

En examinant ces tableaux on reconnaît, qu'à dose égale, lorsqu'on se maintient dans les limites des quantités, qui sont capables de produire un sommeil plus ou moins profond, le dormiol influence l'appareil cardio-vasculaire d'une façon moins défavorable que l'hydrate de chloral.

Il est évident, qu'au premier abord son importance n'est pas beaucoup plus considérable, lorsqu'on emploie le chloral, que lorsqu'on utilise le dormiol.

En y regardant de près néanmoins on voit, qu'au cours des expériences avec le dormiol la plus grande partie des notations se rapportant à la pression sanguine, oscille autour du chiffre initial, tandis qu'avec l'hydrate de chloral la courbe reste constamment au-dessous du point de départ et la flexion, que subit cette pression, représente le 5 ou le 6 $^0/_0$ de la moyenne initiale. En outre, au moment où la courbe moyenne des pressions est à son point le plus bas, nous notons : avec le dormiol 98, avec le chloral 93, soit un abaissement du 2 $^0/_0$ pour le premier corps, du 7 $^0/_0$ pour le deuxième.

Ce qui donne plus d'importance encore à ce résultat, c'est le parallélisme qu'offre avec les courbes moyennes de pression, les courbes représentant le nombre des pulsations.

Ici aussi, en effet, les chiffres, que l'on lit dans le tableau dormiol, sont constamment supérieurs à ceux enregistrés dans le tableau chloral; autrement dit, sous l'influence du dormiol à dose hypnotique le cœur se ralentit d'une façon moins évidente, qu'il ne le fait sous l'influence d'une dose équivalente de chloral.

Quant à la respiration il ne semble pas qu'il y ait de différence bien notable entre l'action des deux substances.

Sauf quant à ce dernier point, les résultats, que nous avons obtenus avec des doses hypnotiques, se superposent assez bien à ceux, que nous obtenions, lorsqu'avec des doses graduellement croissantes, nous aboutissions à l'intoxication mortelle.

Il y a lieu toutefois pour nous de faire remarquer, que si la dose de 0,12 gr. de dormiol par kilogramme de lapin amène un sommeil franc, ce sommeil est de moindre durée, que celui produit par une dose égale d'hydrate de chloral. Ne serait-ce pas là, la réalisation expérimentale de ce fait enregistré par les cliniciens, que le réveil est plus facile, plus normal après l'administration du dormiol ?

CONCLUSION

Dans les conditions où nous nous sommes placé, c'est-à-dire, en expérimentant sur le lapin, nous pouvons tirer du travail actuel les conclusions suivantes :

1° Injecté graduellement et par petites quantités successives le dormiol s'est montré moins toxique que l'hydrate de chloral, en ce sens qu'il a arrêté moins promptement la respiration.

2° Ses effets sur la pression et le pouls n'ont pas différé notablement de ceux qui résultent de l'action du chloral.

3° Injecté à dose hypnotique et dans un espace de temps restreint dans l'appareil circulatoire du lapin, le dormiol semble avoir abaissé la pression sanguine et ralenti le pouls d'une façon un peu moins accentuée que ne le fait l'hydrate de chloral, tandis qu'il n'influençait la respiration guère plus que ce dernier.

4° Au cours de nos expériences le péristaltisme intestinal s'est montré notablement plus exagéré sous l'influence des injections de dormiol que sous celle des injections de chloral hydraté.

5° A dose hypnotique le dormiol abaisse moins fortement la température centrale que ne le fait le chloral.

INDEX BIBLIOGRAPHIQUE

————

Fuchs und Koch. Münch. Med. Wochenschr. Nr. 37. 1898. Versuche über die sedative und hypnotische Wirkung einiger Arzneimittel.

Meltzer-Colditz i. Sa. Deutsche Med. Wochenschr. Nr. 18. 1899.

Id. Psychiatrische Wochenschrift.

Fuchs. Zeitschr. f. angewandt. Chemie. Nr. 49. 1899.

Schultze. Neurol. Centralbl. Nr. 6. 1900. 15 Mars.

Peters. Luisenhospital Aachen. Münch. Med. Wochenschr. Nr. 14. 1900.

Prof. Königshöfer. Ophthalmol. Klinik. Nr. 9. 1900.

Moir. Medical Press. London, Juni 1900.

Frieser. Aerztl. Centralztg. Nr. 23. 1900.

v. Ketly-Budapest. Therapie der Gegenwart, Aug. 1900.

Pollitz. Allg. Zeitschr. f. Psychiatrie. B. 57. H. 5. 1900.

Claus. Belgique médicale. Nr. 46. 1900.

Koch. Vortrag. Paris 1900.

Romme. Presse médicale. Nr. 76. 1900, pages 182-3.

Fuchs. Vortrag Aachen. Pharmac. Centralhalle. Nr. 39. 1900.

Prof. Fasano. Arch. intern. Nr. 10. 1900.

Goldmann. Mercks Archives. New-York. Nr. 10. 1900.

Franco da Rocha. Revista medica. S. Paulo. Nr. 10. 1900.

Tendlau-Moabit. Quartschr. der Medizin. Nr. 44. 1900.

INDEX BIBLIOGRAPHIQUE

DEHIO. Psychiatr. Wochenschr. Nr. 37. 1900.

FRÄNKEL (Arzneimittelsynthese, pag. 334). Berlin. 1901.

DORNBLÜTH. Aerztl. Monatsschr. Heft 1. 1901.

MUNK. Deutsche Praxis. Zeitschr. für prakt. Aerzte. Nr. 5. 1901.

FISCHER. Deutsche Praxis. Nr. 4. 1901.

Prof. SCHÜLE. Deutsche Praxis. Nr. 7. 1901.

WEDERHAKE (Prof. Pelman, Bonn). Inaug.-Dissert. 1901.

Prof. COMBEMALE ET CAMUS. Echo médical du Nord. Mai 1901.

BODENSTEIN. Deutsche Aerzte-Zeitung. Nr. 19. 1901.

FÜRST. Deutsch. Med. Zeitung. 1901.

BAROCH, cand. med. Allgem. Med. Centralzeitg. 1902. Nr. 3.

BESANÇON. Journal de médecine interne. 1902. Nr. 1, p. 4.

ANGELO DI NOLA. Il dormiolo nelle malattie mentali. Estratto dal Policlinico. Vol. VIII. M. 1901.

TABLE DES MATIÈRES

TABLE DES MATIÈRES